ESSAI
SUR L'HYGIÈNE
DES
CHAMPS DE BATAILLE

PAR

Théodore PEIN,

Docteur en médecine de la Faculté de Paris,
Chevalier de la Légion d'honneur,
Médaille de bronze de l'Assistance publique,
Aide-major stagiaire au Val-de-Grâce.

PARIS
LIBRAIRIE J.-B. BAILLIÈRE ET FILS,
19, Rue Hautefeuille, près le boulevard Saint-Germain.

1873

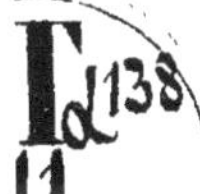

ESSAI
SUR L'HYGIÈNE
DES
CHAMPS DE BATAILLE

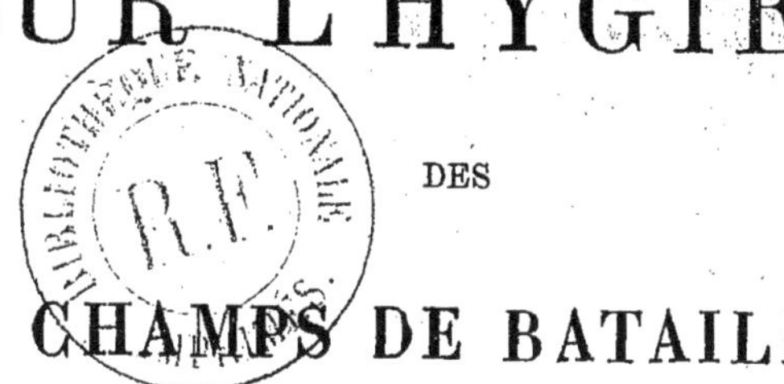

PAR

Théodore PEIN,

Docteur en médecine de la Faculté de Paris,
Chevalier de la Légion d'honneur,
Médaille de bronze de l'Assistance publique,
Aide-major stagiaire au Val-de-Grâce.

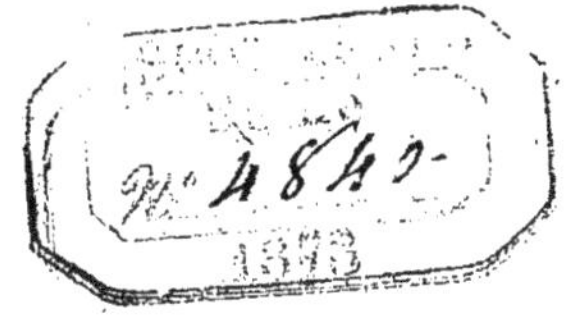

PARIS

LIBRAIRIE J.-B. BAILLIÈRE ET FILS,

19, Rue Hautefeuille, près le boulevard Saint-Germain.

1873

ESSAI

SUR

L'HYGIÈNE DES CHAMPS DE BATAILLE

CHAPITRE PREMIER.

CONDITIONS PRÉLIMINAIRES.

A notre époque, les armées en campagne ont trois problèmes à résoudre : 1° se battre ; 2° soigner les victimes de la lutte, amies ou ennemies indistinctement ; 3° se préserver elles-mêmes et les populations environnantes des maladies causées par la décomposition des cadavres.

C'est sur ce dernier point que se sont dirigés nos efforts, et nous en avons fait l'objet principal de notre thèse.

Si de tout temps, l'intelligence humaine s'est appliquée à perfectionner les engins de destruction, c'est seulement de nos jours qu'on a songé à prévenir les suites funestes des batailles, surtout l'infection produite par l'accumulation des débris animaux restés sur le terrain du combat.

Ces suites sont aussi fatales aux armées qu'aux populations, aux vaincus qu'aux vainqueurs, et font souvent à ces derniers payer cher leur victoire.

S'il est difficile d'en triompher, il est heureusement possible d'en prévenir l'apparition, la guerre de 1870 l'a prouvé.

Il a manqué à nos récents désastres, pour être complets, les épidémies qu'entraîne à sa suite l'infection des cadavres; les épizooties ont seules sévi d'une manière sensible.

Si cette plaie, jusqu'alors inévitée, nous a été épargnée cette fois, l'honneur en revient à la science moderne, aux hommes de cœur et de savoir qui ont appliqué leur intelligence à la recherche des moyens propres à nous préserver de cette calamité.

Les procédés ingénieux employés sur les champs de bataille pendant la dernière guerre, les sages mesures prises par l'administration sur l'avis des hommes compétents, tous ces efforts d'un zèle patriotique et éclairé, ont sauvegardé nos départements envahis des ravages de l'épidémie: sur ce terrain, sur ce terrain seul, hélas! nous avons été victorieux.

Appeler l'attention sur les méthodes hygiéniques qui ont amené cet heureux résultat, les vulgariser, s'étudier à les perfectionner, tel est le devoir du médecin, du praticien militaire surtout. C'est pourquoi, encouragé par les bienveillants conseils de M. le Dr Morache, médecin-major de 1re classe, professeur agrégé au Val-de-Grâce, aidé de ses savantes observations, nous avons cru opportun d'étudier cette intéressante matière, qui jusqu'alors a été, sinon négligée, du moins peu développée.

Que M. le médecin-major Morache nous permette de lui témoigner ici toute notre reconnaissance. M. le Dr Constantin Paul, professeur agrégé à la Faculté de médecine de Paris, voudra bien aussi agréer l'hommage de cette thèse, et accepter tous nos remercîments.

CHAPITRE II.

DE LA PUTRÉFACTION. SES CAUSES ET SES EFFETS.

Les causes de la viciation de l'air sur les champs de bataille sont nombreuses ; les unes sont passagères, les autres sont permanentes, ou, du moins, persistent longtemps après le départ des armées. Ce sont celles-là qu'il faut énergiquement combattre et dans l'intérêt de l'armée, et dans celui des malheureux habitants des localités voisines du théâtre du combat, qui ne pouvant s'expatrier, resteraient exposés à de dangereuses émanations, et par conséquent aux épidémies de diverses natures. Aussi il est indispensable que par une bonne police les habitants se garantissent des maux qui dépendent de la corruption de l'air, qu'ils tiennent leurs maisons avec la plus grande propreté, qu'ils les assainissent par différents procédés que nous indiquerons plus loin, et que, au lieu de fuir la corvée, ils se mettent à la disposition de l'autorité militaire, pour faire disparaître, après une bataille, les cadavres et les immondices de toute nature que l'armée laisse après elle.

Les causes de la viciation de l'air sur un champ de bataille, nous avons dit, sont multiples.

1° L'air est vicié par la combustion de la poudre. En effet, en brûlant, la poudre dégage une grande quantité de gaz, tels que l'azote, l'acide carbonique, le sulfure de carbone, l'oxyde de carbone, l'acide sulfhydrique, etc., très-dangereux pour la vie des personnes qui seraient forcées de stationner pendant quelque temps au milieu de ces émanations.

Cette cause n'est évidemment que passagère, mais influe d'une façon notable sur les blessés soignés sur le champ de bataille ou à proximité.

2° Il est d'autres causes beaucoup plus sérieuses qui portent la corruption dans l'air et vicient profondément le sol : en premier lieu, les cadavres d'hommes et d'animaux qui ont succombé; en second lieu, les détritus de toute nature inséparables de la présence d'une armée. Il est un fait admis dès la plus haute antiquité, c'est que l'agglomération de matières susceptibles de se putréfier est une source des plus grands dangers. Un dicton populaire transmis d'âge en âge en fait mention : « *Après la guerre, la peste.* »

Lycurgue avait entrevu les dangers des émanations cadavériques, et, tout en permettant, contrairement à l'hygiène publique, qu'on enterrât les morts dans l'enceinte de Sparte, afin, sans doute, d'habituer les jeunes gens à l'idée de la mort, il chercha à diminuer autant que possible le danger de ces inhumations. Aussi défendit-il expressément qu'on ensevelit avec le corps aucune substance étrangère; rien qu'un linceul en drap rouge, ou une enveloppe de feuilles d'olivier.

Il n'est pas douteux en effet, ajoute M. Tardieu qui rapporte le fait dans sa thèse de concours (1852), que cet usage si fréquent d'ensevelir dans le même cercueil, ou du moins dans le même tombeau, avec le cadavre, des corps de diverses natures, sujets à pourriture, ne fût très-propre à ajouter beaucoup à la force et aux dangers de l'infection.

Thucydide, dans sa description de la peste d'Athènes qui eût lieu 429 ans avant Jésus-Christ, lui attribue comme causes occasionnelles l'insalubrité de la ville et la formation de foyers d'infection.

Plutarque, en parlant de ce même fléau, lui donne pour origine l'encombrement. On n'a pas oublié que la population des campagnes environnant Athènes s'était réfugiée tout entière dans les murs de la ville, pendant que les Lacédémoniens tenaient la plaine ; que le nombre des habitants s'était accru à tel point que les temples ne suffisaient pas à loger les réfugiés, et qu'on avait été obligé de les entasser dans les baraques.

C'est à cette occasion que Plutarque accuse Périclès d'imprévoyance.

Galien, parmi les causes qu'il assigne aux fièvres pestilentielles, signale l'état putride de l'air occasionné par un grand nombre de corps morts laissés sur les champs de bataille.

Plus tard, saint Augustin, dans son livre intitulé la *Cité de Dieu* (liv. III, chap. 31), rapporte qu'une grande quantité de sauterelles noyées dans la mer, et rejetées sur les côtes où elles se pourrirent, occasionnèrent une peste des plus cruelles. Les auteurs du moyen âge attribuent aux épidémies une origine semblable.

Ambroise Paré raconte que dans l'Agénois en 1562, il régna une fièvre pestilentielle qui porta ses ravages dans un rayon de dix lieues, et qui avait été occasionnée par des vapeurs putrides animales, sorties d'un puits du château de Pem, dans lequel on avait jeté deux mois auparavant beaucoup de cadavres. (Édit. Malgaigne, t. III, p. 358.)

Vers la fin du XVIIIe siècle, de Lassone (Mémoires de la Société royale de médecine, tome I, année 1776) donne des détails d'une épidémie de fièvre maligne, accompagnée de coliques violentes, de ténesme, de flux dysentérique, etc., qui sévit en 1740 dans la Maison de l'Enfant-Jésus. Ce médecin attribuait cette affection aux émanations d'un grand nombre de vaches qui avaient été enterrées à peu de profondeur dans un champ voisin de l'établissement. « Je n'en eus plus de doute, dit-il, quand il fut reconnu et constaté que tous ces maux étaient bornés aux seuls endroits qui avoisinaient l'espace de terre où pourrissaient les corps des vaches mortes de l'épizootie régnante. » La maladie cessa en même temps que l'odeur infecte, après que les fosses eurent été recouvertes de chaux, et d'une grande quantité de terre.

Desgenettes nous fait connaître l'observation suivante. (Dict. des Sciences médicales, art. *Dysentérie*): En 1796, près de Nuremberg, Vaidy avait été chargé de diriger l'inhumation des cadavres laissés sur le champ de bataille après une affaire très-chaude ; le nombre de ceux-ci s'élevait à 400 hommes et près de 200 chevaux. Il fallut plus de deux heures pour terminer l'opération, pour laquelle avaient été requis les villageois du voisinage. Vaidy, resté à cheval tout le temps que dura sa mission, ne cessa d'éprouver des nausées et de fortes coliques, et le cheval jeune et vigoureux qu'il montait donnait en même temps des preuves évidentes d'une vive souffrance. De retour au quartier général, le cheval succomba et mourut rapidement de la colique connue des vétérinaires sous le nom de tranchées. Le soir même, le médecin éprouvait une lientérie et bientôt après un flux dysentérique qui ne céda qu'après plusieurs jours d'une énergique médication.

Deux des quatre gendarmes qui avaient accompagné Vaidy éprouvèrent les mêmes accidents, tandis qu'un palefrenier qui était resté loin du foyer de la putréfaction ne ressentit aucune incommodité non plus que son cheval. Malheureusement on manque de renseignements sur le sort des individus chargés de creuser les fosses et de transporter les cadavres.

Citons, d'après Desgenettes, un rapport adressé au commandant de la ville de Gaza par les officiers de santé en chef de l'hôpital militaire de la Place : « Vous nous avez invités, commandant, à prendre des informations sur la mortalité qui afflige les habitants de la contrée. Les recherches que nous avons faites à ce sujet nous ont fourni les résultats suivants : Depuis la retraite des Mamelouks de l'Egypte et leur séjour à Gaza, il a régné une maladie épidémique qui a enlevé un grand nombre d'individus ; plusieurs Mamelouks en ont été victimes, et les ravages qu'elle a causés parmi le peuple n'ont fait qu'augmenter jusqu'à ce jour. On l'attribue généralement dans le pays aux exhalaisons pernicieuses qui se sont élevées pendant l'été des cadavres en putréfaction des animaux de toute espèce dont la mortalité a été assez considérable à cette époque, pour nous faire croire qu'une maladie épizootique a précédé l'épidémie.

M. Chenu, dans son rapport au conseil de santé des armées sur les résultats du service médico-chirurgical aux ambulances de Crimée pendant la guerre d'Orient, nous montre que l'armée immobilisée autour de Sébastopol est bientôt infectée, non-seulement par le séjour prolongé des troupes au même endroit, mais par de nombreux cadavres d'hommes et d'animaux, par les détritus des animaux abattus et que la nature rocheuse du terrain ne permettait pas toujours d'enfouir à la profondeur voulue.

En février 1855, l'ambulance de la 1re division du 1er corps eut une véritable invasion de typhus ; 3 médecins sur 6 succombèrent en peu de jours, 2 autres furent frappés, ainsi que le général de division Brouat, campé à proximité. Des cadavres mal enterrés au voisinage de l'ambulance, telle fut la cause du mal, signalée par enquête ; l'ambulance fût déplacée et le typhus cessa de s'y développer.

Citons un autre fait de la guerre de Crimée. Dans une tente habitée par un certain nombre d'hommes, tous les soldats étaient successivement atteints du typhus. Nouveaux soldats sous la tente, nouveaux cas de typhus. On eût alors l'idée de fouiller le sol sur lequel elle était dressée, et on découvrit le cadavre d'un soldat anglais enfoui à peine à 33 centimètres de profondeur. Le cadavre enlevé, le typhus disparut.

Voici une observation que M. le médecin-major Morache a bien voulu nous communiquer. En 1863, à la fin de janvier, pendant la grande insurrection de Taëpings, la ville de Schang Haï, qui possède une population d'environ 600,000 habitants, avait servi de lieu de refuge aux habitants des campagnes environnantes, chassés par les rebelles. Le nombre de ces immigrants fut évalué, d'après les documents les plus sérieux, à un million au moins. Soumis à tous les genres de privations, de misères, ces malheureux succombaient en grand nombre. Les rues, les places de la ville étaient encombrées de cadavres que la police chinoise insouciante se gardait bien de faire enlever. Bientôt on vit se développer une épidémie de typhus qui frappa surtout la population originaire de la ville, jusque-là indemne. En même temps, les fièvres intermittentes, très-communes dans le pays, prirent un caractère plus pernicieux que d'habitude, et affectèrent les formes cholérique et typhoïde. Pour se mettre à l'abri de ces accidents, les Européens établirent à Schang-Haï un service de voirie chargé d'enlever les morts tous les matins et de les transporter dans la campagne. Mais, en raison du grand nombre de cadavres à enterrer, les enfouissements étaient faits à une profondeur insuffisante ; aussi ne tarda-t-on pas à voir les habitants des hameaux avoisinant les champs de sépulture, atteints à leur tour du typhus, tandis que l'épidémie avait disparu de la ville.

Aujourd'hui encore les Musulmans, joignant au fatalisme une incurie et une paresse condamnables, s'exposent chaque année, lors de leur pélerinage à la Mecque, aux plus grands dangers. Ces voyages, accomplis en dehors de toutes les précautions hygiéniques, deviennent également une source de périls pour l'Europe. Aussi, en 1866, le 13 février, une conférence sanitaire internationale, provoquée par le gouvernement français, fut ouverte à Constantinople. Les délégués internationaux purent constater l'insalubrité de la Mecque, des ordures de toute nature couvraient les rues, et personne ne paraissait disposé à les enlever ; les environs étaient jonchés de cadavres de chameaux dont l'odeur empestait l'air, même au centre de la ville. Plusieurs centaines de ces charognes étaient étendues près des réservoirs d'eau dont se servaient les pèlerins, et les Arabes qui habitaient ce quartier ne sortaient jamais sans se boucher les narines avec un morceau de coton qu'ils portaient suspendu à leur cou par un fil.

Ajoutez à cela que chaque pèlerin étant tenu d'immoler une bête vivante dans la vallée de Muna, les riches en offrent quelquefois par milliers. Une partie de la viande est mangée sur place ; les pauvres en emportent le plus qu'ils peuvent pour la saler. Ce qui reste doit être enterré et couvert de chaux par les soins et aux frais du grand chérif. Ce service, eu égard à la paresse des Musulmans, est très-mal fait. Les animaux restent exposés en plein air et offrent le spectacle d'un horrible charnier où l'on compte les cadavres par millions, dit Burton, dans son voyage à la Mecque. Aussi, en 1865, le choléra, le typhus, la dysentérie faisaient périr à la Mecque de 90 à 100 personnes par jour sur une population flottante de 12,000 voyageurs environ. La moitié des pèlerins succomba ; mais au retour des survivants, le choléra éclata en Egypte, en Syrie, dans la Turquie d'Europe, en France, en Italie, en Espagne. C'est alors que fut décidée la conférence. Elle fit nettoyer les citernes, ainsi que les égoûts de la Mecque, creuser 45 puits pour y enterrer les débris des animaux. Elle y a aussi fait préparer 500 fosses d'aisances. Nous trouvons dans un remarquable travail de M. le Dr Fauvel, sur les mesures à prendre en Orient pour prévenir de nouvelles invasions du choléra en Europe, les conclusions de la Commission, dont le but est d'empêcher la putréfaction des cadavres en plein air et forcer les Arabes à sortir de leur criminelle insouciance au point de vue de l'hygiène publique. (Fauvel, Le choléra, 1868, p. 559.)

Enfin, pendant la dernière campagne, les voix les plus autorisées se sont élevées contre les dangers des émanations cadavériques.

M. le baron Larrey me permettra de lui témoigner

ma gratitude pour l'obligeance qu'il a mise à me communiquer les rapports inédits qu'il adressait au ministre de la guerre après le siége de Paris.

Le 7 mars 1872, cet éminent praticien écrivait les lignes suivantes : « L'inhumation des combattants morts sous les murs de Paris n'a pas été faite avec les précautions nécessaires pour assurer l'ensevelissement complet des corps.

« De là résultent sur certains emplacements du terrain des champs de bataille, des effets de décomposition organique, ou de putréfaction, dus à l'issue libre, ou à la saillie extérieure de diverses parties de cadavres ; ici la tête, là un côté du tronc, ailleurs une main ou un bras, soit nu, soit sans enveloppe, et tout autour, des débris de vêtements ou d'uniformes servant d'indice à cette insuffisante sépulture. L'infection locale, même à quelque distance, ne serait rien, si elle ne tendait à se propager au loin et à déterminer plus tard, à l'époque des chaleurs et de la végétation, un méphitisme général, et des accidents pestilentiels, ou tout au moins des accidents charbonneux par transmission. »

Autre note de M. le baron Larrey, demandée par le chef du pouvoir exécutif.

« L'inhumation des cadavres des fédérés en dehors et non dans l'enceinte de Paris serait une des mesures hygiéniques des plus urgentes pour préserver la capitale du foyer d'infection, qui, s'ajoutant à ses désastres, compromettrait gravement la salubrité publique et provoquerait de redoutables épidémies. »

Suivent divers moyens pour faire disparaître ces cadavres, moyens qui rentreront dans un autre chapitre de cette thèse ; puis M. le baron Larrey termine en disant qu'il considère comme un devoir de sa position de signaler au gouvernement l'imminence d'une nouvelle calamité pour Paris et l'urgence des mesures les plus actives, pour prévenir les funestes conséquences de l'inhumation tardive ou négligée des cadavres.

Est-il besoin de multiplier les observations que nous venons de citer pour montrer que les maladies pestilentielles ont pour cause, sinon toujours, du moins dans une large mesure, la putréfaction des matières animales? L'avis des hommes compétents que nous avons cités nous paraît concluant, et le besoin de désinfecter au plus vite les champs de bataille une question d'utilité publique de premier ordre.

Outre les cadavres, les détritus de toute espèce qu'abandonne une armée après avoir campé quelque temps dans le même endroit, ou quand elle a été immobilisée autour d'une ville, constituent un danger des plus sérieux.

Nous avons d'abord les substances végétales de toutes sortes qui servent à l'alimentation du soldat. L'hydrogène sulfuré produit par la décomposition de certains végétaux isolés ou mélangés à des matières animales est un danger permanent. Le chou, la laitue, les crucifères en produisent une notable proportion.

Les matières fécales en donnent aussi une énorme quantité, mais ordinairement combiné à l'ammoniaque et à l'état d'hydrosulfate d'ammoniaque. Presque toujours aussi il est mélangé d'une certaine quantité de carbonate d'ammoniaque et d'acide carbonique. Nous trouvons que M. Payen, analysant les *excreta* d'un homme qui exécute un travail modéré est arrivé aux résultats suivants :

Urine excrétée en 24 heures. 1450 g. : 14 g. 3 d'azote et 45 de carbone.
Excréments solides, 160 g.
Mucus divers, exhalations cutanées, } 5 5 15

20 0 60

D'un autre côté, la quantité de carbone brûlé dans l'acte de la respiration s'élève à 250 grammes ; en faisant la somme des quantités journellement brûlées et expulsées, on arrive aux chiffres suivants : 20 grammes d'azote et 310 grammes de carbone.

On comprendra que deux armées en présence, si elles ont séjourné quelque temps dans les mêmes positions, et n'ont pas pris les précautions d'enfouissement profond, ou employé un procédé de désinfection quelconque, ce qui leur arrive trop souvent, eu égard aux mouvements qu'elles sont obligées de faire, on comprendra, disons-nous, que cette cause dite des détritus peut amener des désordres assez sérieux pour les troupes.

Laissons parler Parent-Duchâtelet. « Si les monceaux de matières animales en putréfaction répandent sur le lieu même une odeur bien plus repoussante que les matières fécales, cette odeur putride se dissémine et se fond, pour ainsi dire, bien plus facilement dans l'air que celle qui provient des matières fécales réunies en très-grandes quantités. Ainsi l'odeur particulière à ces dernières matières sera encore reconnaissable à plusieurs kilomètres de distance, tandis que l'odeur des premières cessera d'être sensible à quelques centaines de pas ; c'est du reste ce qui s'explique aisément par l'ammoniaque que les matières fécales fournissent en bien plus grande quantité que les autres matières animales. On sait, en effet, que l'ammoniaque est, en quelque sorte, le véhicule des odeurs, qu'elle les développe et leur donne pour ainsi dire des ailes. » Il suivrait de là que les émanations cadavériques n'agiraient qu'à une certaine distance, tandis que la sphère d'action des émanations fécales est beaucoup plus étendue. Les îles Chinchas sont recouvertes d'une couche de guano épaisse de 3 à 5 mètres que l'industrie exploite. Sous l'influence des travaux d'exploitation, des tourbillons de poussière sont soulevés par le vent. Or, à cinq ou six lieues en mer, à une distance où on ne peut apercevoir ces îles, on sent une odeur ammoniacale très-caractéristique sous le vent toujours très-régulier de ces parages. Michel Lévy, dans son *Traité d'hygiène*, corrobore cette opinion : « L'expérience médicale des camps vérifie souvent cette théorie; on sait, en effet, combien les latrines y sont mal installées, peu surveillées ; aussi pas de camp sans dysentérie, même en France. » (Lévy, 5e édit., 1869, t. II, p. 343).

Nous voyons par ces différents exemples le besoin impérieux de prévenir les redoutables effets de la putréfaction.

Examinons rapidement ce que c'est que la putréfaction qui fait l'objet de nombreuses théories, et nous passerons en revue les causes qui influent sur a décomposition des matières animales.

Qu'est-ce que la putréfaction? C'est la décomposition que subissent sous l'influence de certaines conditions les corps organisés que la vie a abandonnés, décomposition accompagnée de productions de substances nouvelles, et particulièrement de gaz remarquables par leur fétidité. Quelques auteurs n'ont appelé putréfaction que la décomposition particulière aux substances animales.

MM. Littré et Robin à qui notre définition est empruntée y placent aussi bien les substances organiques végétales, que les substances animales, puisque, disent-ils, quel que soit l'être organisé qui se décompose, la nature du phénomène est toujours la même.

Ce sont toujours les affinités chimiques qui sollicitent la destruction des principes immédiats formés pendant la vie. Lorsque des substances organiques animales ou végétales, pures ou mélangées avec d'autres substances et humides sont exposées au contact de l'air, elles absorbent de l'oxygène, et rejettent l'acide carbonique ; dès lors elles sont devenues corps catalytique ou ferment. Ce ferment agissant bientôt sur les parties contiguës, en même temps que l'air, les phénomènes de fermentation se trouvent modifiés par l'action de l'oxygène qui intervient directement pendant toute la durée du phénomène, et il y a ce qu'on appelle putréfaction. On observe à la fois fermentation, c'est-à-dire dégagement de chaleur et dédoublement de principes cristallisables et de plus combinaison de l'oxygène avec le carbone, avec l'hydrogène, formation d'eau, d'acide carbonique et autres oxydes. En même temps surviennent des phénomènes de double décomposition entre les sels, qui, unis aux substances organiques, ne pouvaient réagir les uns sur les autres, en raison de l'influence qu'exercent beaucoup de corps albumineux sur les sels dans les dissolutions complexes. Ces substances albumineuses détruites, les doubles décompositions ont lieu, et les gaz qui en proviennent se dégagent. Ces gaz et liquides sont : acide carbonique, hydrogène carboné, beaucoup d'azote, de l'hydrogène sulfuré, phorphoré, de l'ammoniaque ou du carbonate d'ammoniaque, de l'eau, de l'acide acétique. Il reste un résidu terreux peu considérable, composé de sels, de charbon, d'huile et de sels à base d'ammoniaque. Il y a toujours des particules de substances organiques en putréfaction entraînées par la vapeur d'eau et les gaz, ce qui ajoute à la fétidité et lui donne le cachet particulier qu'elle offre selon les espèces de tissus ou d'être organisés qui se putréfient. Telle est l'opinion de MM. Littré et Robin. (Dictionnaire de médecine, 13e édit., 1873, p. 1289.)

D'après M. Tardieu, les corps organisés sont principalement formés de combinaison d'un petit nombre d'éléments : l'oxygène, l'hydrogène, le carbone, l'azote, le soufre et le phosphore. Aussitôt que la vie a cessé, l'équilibre mobile qu'elle maintenait est rompu, et ces combinaisons très-complexes au point de vue des proportions chimiques, tendent, en se métamorphosant, en se réduisant successivement, à former des composés de plus en plus simples des éléments intégrants. La décomposition générale de ces corps consiste en une série d'actions identiques dans leurs principes, mais diverses à la fois dans leur marche et dans leurs effets. La fermentation qui constitue la première phase des phénomènes de décomposition des matières organisées est immédiatement suivie, et en quelque sorte mêlée de phénomènes d'oxygénation considérable ou de combustion lente. Cette deuxième phase peut s'effectuer presque directement, si les corps organisés se trouvent placés à l'abri de l'humidité ou exposés à une température élevée et desséchante. Alors la fermentation est pour ainsi dire supprimée ou du moins réduite à une faible durée, qui en modifie profondément les manifestations et les effets. On dit alors que le corps organisé se détruit par voie de poursuite sèche. La fermentation putride est celle qui s'exerce sur les matières organisées, dont les éléments, outre l'oxygène, l'hydrogène et le carbone, sont encore l'azote toujours, et le plus ordinairement le soufre et le phosphore, et qui donne, entre autres produits, des composés très-complexes, mal définis, mais parfaitement caractérisés par l'odeur ou plutôt les odeurs putrides. Cette fermentation en se combinant avec les phénomènes d'oxygénation secondaire, constitue la putréfaction.

Quant à la nature des matières putrescibles, il y a lieu de faire deux catégories : la première est celle des matières organisées, azotées, sulfurées et phosphorées, comprenant la plupart des produits ou débris animaux et une partie de débris végétaux. La seconde est formée de matières organisées peu azotées, comprenant la majeure partie des débris végétaux.

Empruntons aux leçons de chimie de M. Girardin (tome II) le tableau comparatif des produits de la putréfaction des deux catégories dont nous venons de parler.

PREMIÈRE CATÉGORIE. — *Matières facilement putrescibles.* —	DEUXIÈME CATÉGORIE — *Matières difficilement putrescibles.* —
Gaz acide carbonique.	Gaz acide carbonique.
— hydrogène carboné.	— hydrogène carboné.
— azote (en grande quantité).	— azote (des traces).
— hydrogène sulfuré.	Eau.
— hydrogène phosphoré.	Acide acétique.
Ammoniaque.	Substance huileuse.
Eau.	Résidu noir dans lequel le charbon prédomine.
Acide acétique.	
Résidu terreux peu considérable composé de sels, de charbon, d'huile et d'ammoniaque.	

Les matières de la première catégorie entrent très-facilement en fermentation putride. Les produits sont en partie alcalins, et d'autant plus infects que les proportions du soufre et du phosphore sont plus grandes.

Quel est l'agent spécial, le *primum movens* de la décomposition putride des matières organiques?

Est-ce un produit non organisé, analogue à la diastase soluble qui transforme l'amidon en glucose? Est-ce un produit semblable aux spores des champignons microscopiques ou à la levure de bière? N'est-ce pas plutôt un petit animalcule comme les monades, les vibrions, les bactériums? Les belles expériences faites par M. Pasteur sur des liquides organiques très-altérables paraissent avoir démontré qu'en dehors de la présence d'un germe étranger (spore ou œuf d'infusoire) la décomposition des matières organiques est impossible. Mais eu égard à la multiplicité d'opinions émises sur cette matière, toute discussion serait encore stérile, et inopportune dans cette thèse d'hygiène.

Des causes qui influent sur la décomposition des matières organiques. — De quelque façon qu'on envisage la putréfaction, il est un fait bien prouvé, c'est que l'action du ferment, quel qu'il soit, subit l'influence de la température, autant que celle du sol et celle de l'eau.

On, voit en effet, que le froid empêche la putréfaction. Ainsi on conserve au mont Saint-Bernard, rien que par l'action du froid, des corps depuis de longues années.

On trouve dans les glaces de la Sibérie des animaux morts depuis fort longtemps et qui peuvent encore servir à l'alimentation.

En Russie, il existe sur la Néva des foires annuelles

où l'on débite, à coup de hache, de la viande gelée et parfaitement conservée.

Le froid agit comme agent chimique et mécanique; en effet, eu égard à la congélation de l'eau, la nature est privée d'un des éléments indispensables à la fermentation, et subit une espèce de dessiccation.

Après la bataille de Champigny, nous avions été forcés d'abandonner nos morts à l'extrême droite sur le territoire de Montmély. Une trêve permit d'enterrer ceux qui se trouvaient entre nos lignes et les lignes prussiennes, mais deux soldats du 118e régiment de ligne étaient tombés au delà des tranchées ennemies, qui avaient été enlevées au début de la bataille. Les Allemands ne s'en occupèrent pas. A trois reprises différentes, sur l'ordre de mon colonel M. Le Mains, commandant le 128e de ligne, je parlementai avec les Wurtembergeois que nous avions devant nous, afin d'enterrer ces malheureux. Chaque fois la réponse fut négative: « Ils ne nous incommodent pas, répondaient-ils, à cause du froid. » La gelée, en effet, persistait depuis longtemps, et une légère couche de neige couvrait la terre. Après un mois de tentatives infructueuses, la veille de la capitulation de Paris, les Bavarois, qui depuis quelques jours avaient remplacé les Wurtembergeois, furent, non pas plus humains, puisqu'ils ne les enterraient pas eux-mêmes, mais plus complaisants, car ils consentirent à me les rendre. Il est vrai qu'il ne faut attribuer qu'à la fin des hostilités ce semblant d'humanité.

Ces cadavres étaient dans un état parfait de conservation, le visage et les mains exposes à l'air étaient noirâtres. Les vêtements, que les Allemands avaient bien voulu leur laisser, après avoir eu soin toutefois d'enretourner toutes les poches, avaient conservé au reste du corps sa couleur naturelle. Nulle odeur, aucune exhalaison, bien que la vie se fût retirée depuis longtemps déjà. Il est dès lors impossible de nier l'action conservatrice du froid sur les cadavres. Il resserre les tissus, congèle les liquides, et forme par la glace dont il entoure le corps, une enveloppe protectrice.

Influence du sol. — La nature chimique des terrains exerce une influence très-considérable sur la décomposition des cadavres.

Les terrains argileux ont l'inconvénient, d'après M. Tardieu, de former avec les cadavres une masse compacte, qui se dessèche rapidement, et ne se laisse ensuite que très-difficilement pénétrer par les insectes et par l'humidité.

D'après M. Créteur, chimiste belge, le peu de perméabilité des terrains argileux, surtout lorsque l'argile est humide, l'abaissement de température au sein de ces terres, la nature chimique du sol lui-même concourent à retarder la formation des produits animaux. A l'appui des données qu'il émet, M. Créteur, dans une brochure qu'il fit paraître après la désinfection du champ de bataille de Sedan, cite des exemples de soldats français et prussiens, qu'il a exhumés de ces terrains à la fin d'avril 1871, et qui étaient dans un état de conservation remarquable. « La seule transformation qu'aient subie les cadavres, dit-il, c'est que les ventres sont énormes, les ongles des pieds et des mains se détachent facilement, et les boutons des vêtements sont très-peu oxydés. L'odeur est moins vive et moins pénétrante que dans d'autres terrains. » Il a pu, ajoute-t-il, constater les blessures de la plupart des cadavres enfouis dans ces terres.

Les terrains dont la terre est très-alcaline ont la propriété de consumer les cadavres avec une extrême rapidité. Exemple: le cimetière de Campo-Santo à Pise.

M. Orfila a fait avec des parties d'un même cadavre des expériences dans quatre terrains :

1° Dans celui de Bicêtre, terrain jaunâtre calcaire, ne présentant aucun des caractères des terres végétales. Dans ce sol où il y avait moins de gras, la décomposition putride a fait beaucoup de progrès.

2° Dans la terre du jardin de la Faculté de médecine de Paris, qui renferme des détritus de végétaux, dont la décomposition est déjà très-avancée, ce qui lui donne un aspect noir. Elle est aussi très-riche en carbonate de chaux, et contient également une grande quantité de sulfate de chaux. La décomposition a marché très-rapidement.

3° Dans du terreau caractérisé par la forte proportion de détritus de végétaux qu'il renferme; ces détritus sont moins pourris que ceux qui existent dans la terre de jardin. La putréfaction a été beaucoup plus prompte dans ce terrain, jusqu'au moment où il y a eu une certaine quantité de gras de cadavre formé.

4° Dans du sable de carrière, essentiellement siliceux et très-ferrugineux ; on y voit quelques traces de mica et à peine de carbonate de chaux.

Dans ce terrain, la putréfaction a été beaucoup plus lente.

M. Créteur a pu constater sur le champ de bataille de Sedan, qu'il en était ainsi, et ses conclusions sont les mêmes.

Si le sous-sol est rocheux, il faut se garder d'y faire des inhumations ; car le rocher empêche l'excavation des fosses à la profondeur légale ($1^{m},50$ à 2^{m}) et les gaz des sépultures superficielles passent dans l'atmosphère ; c'est ce qui a contribué en grande partie à l'insalubrité du plateau de Sébastopol occupé par nos troupes.

Influence des vêtements. — Les vêtements ont aussi, selon leur nature, une action sur la décomposition des cadavres. Le drap conserve les cadavres d'une façon presque complète, ainsi que la laine. Les corps des officiers allemands qui portaient des bas de laine et des gilets de flanelle étaient intacts, tandis que les mains et la figure étaient en plein état de décomposition. Ce fait a pu être constaté à Sedan, à Gravelotte, quand on a désinfecté ces champs de bataille.

Les corps des soldats morts aux ambulances, et enveloppés dans des suaires de coton, étaient complètement décomposés.

Action de la poudre. — La poudre opère comme un agent très-actif de la putréfaction à cause de l'hydrogène sulfuré qu'elle dégage au contact de l'humidité.

Des soldats enterrés pêle-mêle avec des débris de guerre, des gibernes remplies de cartouches, ont été trouvés dans un état de putréfaction complète; les chairs étaient entièrement détériorées.

Action de l'eau. — L'eau retarde la putréfaction, et celle-ci est d'autant moins rapide que le corps est plus serré dans des vêtements. On concevra, dit M. Devergie, dans son Traité de médecine légale, l'influence de l'enveloppe sur la putréfaction, quand on saura que les viscères ne doivent réellement leur longue conservation, relativement à la peau, qu'à ce qu'ils sont enveloppés par celle-ci. Aussitôt que la destruction a atteint les téguments, la putréfaction des viscères marche rapidement. « Voyez, dit-il, à l'appui de ce qu'il avance, combien le cerveau se conserve longtemps par rapport aux autres organes ; c'est parce qu'il est recouvert d'une enveloppe très-solide : le crâne. La putréfaction suit dans l'eau une marche différente en hiver et en été. Dans les fortes chaleurs de l'été, il est rare qu'un noyé reste plus de dix à douze jours dans l'eau.

La putréfaction gazeuse survient si rapidement qu'elle donne au corps un poids spécifique moins considérable, et qu'elle le fait surnager même bien avant cette époque. Le cadavre n'offre les mêmes signes de putréfaction qu'au bout de six semaines en hiver. Il y a donc vingt à vingt-deux jours de différence entre la marche de la putréfaction en été et celle de la putréfaction en hiver. Le comité belge qui s'est rendu à Sedan pour désinfecter le champ de bataille a retiré de la Meuse un grand nombre de cadavres d'hommes et de chevaux, mais il en est resté néanmoins un grand nombre au fond du fleuve, car avant de les y jeter, on les avait éventrés à dessein afin qu'ils ne pussent surnager.

CHAPITRE III

HISTOIRE DES INHUMATIONS.

Chez les peuples anciens, les effets de l'infection ont été reconnus, mais la science ne donnait pas alors les moyens d'en bien apprécier les causes ; on les entrevoyait instinctivement, mais on n'avait pas les notions suffisantes pour les étudier ; quant à les prévenir, on s'était borné à quelques moyens empiriques; ainsi, lors de la peste qui éclata à Athènes dans la 88e olympiade (429 ans avant J. C.), Hippocrate, au dire d'un grand nombre d'écrivains, conseilla comme mesure d'hygiène publique d'allumer de grands feux dans les rues et sur les places pour désinfecter l'air. L'auteur du livre de la Thériaque à Pison, ch. xvi, et Aétius disent même qu'il ordonna de suspendre partout des couronnes de fleurs odorantes. Moyens hygiéniques, sans doute, mais complètement illusoires. Moïse fut un hygiéniste beaucoup plus sérieux, et nous trouvons dans ses œuvres des préceptes d'hygiène qui témoignent de la sagacité et de la haute intelligence de cet homme supérieur. Il fait enterrer profondément les morts, et recommande à ses soldats d'une manière toute particulière la propreté de leur camp, pour éviter les maladies infectieuses. « Vous aurez, dit-il (Deutéronome, chap. xxii, v. 12, 13 et 14), un lieu loin du camp, où vous irez pour vos besoins naturels, et portant un bâton pointu à votre ceinture, lorsque vous voudrez vous soulager, vous ferez un trou en rond que vous recouvrirez de la terre sortie du trou après vous être soulagés; ainsi vous aurez soin que votre camp soit pur et sain, et qu'il n'y paraisse rien qui le souille. »

Les grands hommes de la Grèce et de Rome s'occupèrent beaucoup de l'hygiène de leurs soldats. Xénophon, pendant sa retraite des Dix-Mille, montre la plus grande sollicitude au point de vue hygiénique pour ses guerriers. Plus tard, Vegèce, dans son livre intitulé : *De re militari*, fait preuve d'une sagacité et d'une érudition remarquables à ce même point de vue.

Mais aucun de ces auteurs ne fait allusion à la manière dont il faisait disparaître les morts tombés sur le champ de bataille.

Aux époques de barbarie, on se préoccupait peu de ces questions d'humanité. Depuis l'organisation des armées régulières, on a fait quelques pas dans cette voie.

Vauban a écrit un beau livre intitulé : *Préceptes sur la santé des gens de guerre*, et les médecins sont venus aussi apporter leur tribut. Portius (1685), Colombier, Cévolat, Jourdan Lecointe (1790), ont laissé des livres remarquables d'hygiène militaire.

Portius, entre autres, nous montre que si l'hygiène avait fait quelques progrès chez les Turcs, la superstition apportait un tel obstacle à l'observation des règles d'assainissement des camps et des champs de bataille, qu'il y avait une contradiction des plus étonnantes entre les principes et le mode d'exécution. Les Turcs, nous apprend-il, pour conserver la propreté dans leurs camps, ont soin d'enterrer leurs excréments dans des fosses souterraines, et au siége de Vienne (1685), ils enterraient les corps de leurs camarades, mais ne se mettaient point en peine de ceux de leurs ennemis. Ils n'enfouissent pas non plus les chevaux et les autres animaux qui meurent dans leurs camps. Il est honteux chez plusieurs peuples, dit Portius, de toucher aux cadavres des chevaux et des autres animaux.

On évitera avec horreur un homme qui a touché un cheval mort ou tué un chien d'un coup de pierre ou de bâton. On le regardera avec plus d'horreur encore s'il l'a enterré, et il lui faudra quitter la ville, pour ne pas être exposé au mépris du peuple. Il rapporte des exemples à l'appui de ce qu'il avance : « Il mourut, dit-il, 5,000 chevaux au siége de Bude, que personne ne voulut toucher; aussi, en présence d'un tel oubli des règles de l'hygiène, n'est-on pas étonné d'apprendre que les maladies furent nombreuses, et qu'il mourut beaucoup plus de personnes par les épidémies, qu'il n'en était mort de la main des ennemis. »

Plus tard Pringle, dans un livre intitulé : *Observations sur les maladies des armées*, nous montre que l'on commençait à s'occuper sérieusement à cette époque de la santé des troupes. Il nous raconte avec de très-curieuses observations la campagne dans le Brabant-Hollandais en 1748.

Enfin de nos jours la science et l'administration se sont sérieusement préoccupées de l'hygiène des champs de bataille. Sans parler des campagnes du premier empire, où nous trouvons Desgenettes, Larrey et les médecins sous leurs ordres, remplis de sollicitude pour l'hygiène des troupes, nous arrivons à la guerre de 1870, et nous voyons les sommités médicales se concerter sur les moyens à prendre pour assainir les contrées où sont tombés tant de soldats, et préserver ainsi de l'épidémie les localités environnantes.

Un comité, réuni à Bruxelles, a chargé plusieurs médecins et ingénieurs de désinfecter le champ de bataille de Sedan. MM. le Dr Guillery et Créteur, chimiste, membres de la commission, nous ont fait connaître dans un rapport très-remarqué les travaux qui ont été exécutés, autant dans l'intérêt de nos malheureuses populations envahies que dans celui des Belges dont les frontières sont si proches. (Guillery, Rapport sur l'assainissement des champs de bataille (Annales d'hygiène publique, juillet 1871, 2e série, t. XXXVI, p. 203), Les événements ont donné raison à la haute prudence de ce comité : les épizooties seules ont sévi, il n'y a eu aucune épidémie.

Partout où des batailles ont été livrées, partout on a mis le plus grand soin à assainir le terrain, et nulle part on n'a eu à constater de maladies infectieuses.

Avant de traiter des différents procédés employés pour désinfecter les champs de bataille, passons rapidement en revue le mode de sépulture employé chez les différents peuples.

Les modes de séparation des morts avec les vivants ont varié suivant les climats, la nature du sol, et les idées religieuses ; ils se réduisent tous à trois : l'incinération, la momification et l'inhumation.

L'inhumation a été chez toutes les nations l'usage le plus général, mais les peuples anciens, pour la plupart, employaient l'incinération pour les corps des grands personnages dont ils conservaient religieusement les cendres dans des urnes.

Les Egyptiens embaumaient leurs morts et les transformaient en momies qu'ils plaçaient dans des coffres et enfermaient dans des caves ; témoins ces immenses villes souterraines, ces catacombes infinies qu'on rencontre en Egypte.

Les Grecs, déjà du temps d'Homère, après avoir livré aux flammes les corps des grands capitaines et des souverains, recueillaient leurs cendres dans des urnes magnifiques. Néanmoins l'inhumation était le mode ordinaire de sépulture chez ce peuple, et leurs tombeaux étaient placés au pied des montagnes, sur le bord des fleuves, où sur le bord de la mer.

Les Assyriens précipitaient les cadavres dans les fleuves.

Les Parthes, les Bactriens, les habitants de l'Hyrcanie les faisaient, dit-on, dévorer par des chiens, ou les abandonnaient sur de hautes montagnes à l'intempérie des saisons.

L'inhumation était le mode ordinaire de sépulture des Juifs ; ils ont néanmoins quelquefois brûlé le corps de leurs principaux personnages. Isaïe s'écrie : « Car depuis longtemps Topeth est prêt, il est préparé aussi pour le roi ; il est profond, il est large son bûcher, du feu et du bois en quantité ; le souffle de Jéhovah y brûle comme un torrent de soufre. » (Chap. xxx, v. 33 ; traduction de S. Cahen.)

Les Romains brûlaient les corps dans une toile d'amiante, ou le plus souvent ils se bornaient à bien examiner la place du bûcher sur lequel le corps avait été déposé. Puis, les cendres recueillies étaient placées dans des urnes ou dans des tombeaux.

Sur le champ de bataille, ils se bornaient à enterrer les guerriers qui avaient succombé, et élevaient des *tumuli* avec leurs ossements. Virgile dit dans ses *Georgiques*, liv. I :

Scilicet et tempus veniet, quum finibus illis
Agricola, incurvo terram molitus aratro,
Exesa inveniet scabra rubigine pila
Aut gravibus rostris galeas pulsabit inanes
Grandiaque effossis mirabitur ossa sepulcris.

Les anciens Gaulois ne brûlaient que les corps de eurs chefs :

« Funerum nulla ambitio, id solum observatur, ut « corpora clarorum virorum certis lignis crementur. « Struem rogi nec vestibus, nec odoribus cumulant : sua

« cuique arma, quorumdam igni et equum adjicitur. » (Tacite, *de Moribus Germanorum*, XXVIII.)

Les premiers chrétiens pratiquaient la crémation ; la nécessité de dérober aux profanations des païens les dépouilles de leurs martyrs leur en faisait, pour ainsi dire, une loi.

Au Mexique, les cimetières sont en dehors des villes. C'est une rangée d'arcades et d'édifices en briques. Dans chaque compartiment, on a pratiqué dans l'épaisseur des murs des cavités en forme de fours, régulièrement disposées. Les cercueils sont reçus dans ces fours que l'on scelle par-dessus, et où les fluides élastiques qui s'échappent du cadavre, lui font une atmosphère factice qui retarde sa décomposition et le convertit en momie sèche.

Les Chinois enterrent leurs morts et leur élèvent de magnifiques tombeaux. D'après les règlements anciens, ils brûlaient les corps des enfants trouvés.

M. le médecin-major Morache, dans son livre intitulé : *Pékin et ses habitants*, nous rapporte que les funérailles constituaient une cérémonie des plus intéressantes. A certains jours fixes, on élevait un immense bûcher, sur lequel s'empilaient tous les cadavres des enfants morts qu'on avait réunis à l'asile des enfants, et en présence d'une députation de la préfecture, le feu réduisait les corps en cendres ; pendant ce temps, des bonzes adressaient aux esprits de la terre la prière d'être plus favorables à ces éléments de la matière rendus à la liberté, sous la forme nouvelle qu'ils reprendraient un jour, que sous celle qu'ils venaient de quitter. Le lendemain, au matin, avec le même concours d'autorités, les cendres, recueillies avec soin, devaient être répandues dans le fleuve le plus voisin. Par cette mesure, on supposait que les éléments seraient plus vite dissous et repris par la nature, qu'en les enfouissant sous terre; on voulait aussi éviter que les sorciers se servissent de ces résidus de vie pour leurs pratiques de magie; on croyait enfin que la cendre d'enfants, plus encore que la cendre d'adultes et d'animaux, avait la propriété de donner de l'éclat et de la solidité à la porcelaine, et l'on tenait à empêcher les fabricants de pratiquer cette profanation.

Les Japonais, d'après Kaempfer, brûlent le corps des grands, et recueillent les cendres dans des urnes qu'ils recouvrent d'un voile précieux. L'inhumation est le mode de sépulture du peuple.

Les Siamois emploient la crémation pour leurs chefs.

Les Turcs enterrent leurs morts, mais contre toutes les lois de l'hygiène; ils laissent subsister près de la tête des cadavres une ouverture qui donne issue aux gaz de la putréfaction.

Les nègres, en Afrique, pratiquent l'inhumation, mais le corps des rois est soumis préalablement à un feu lent qui le dessèche.

Les Indiens brûlent les corps des guerriers. Aujourd'hui les peuples de l'Europe pratiquent l'inhumation.

L'usage des anciens de brûler leurs morts était basé sur une idée philosophique. Dans leur système, le feu était le principe de vie de tous les êtres; en brûlant les corps, ils voulaient rendre au feu l'un de ses éléments, qu'ils regardaient comme la partie la plus subtile de l'homme.

Aussitôt que les corps sont consumés par les flammes, ils se répandent en vapeurs dans les airs, sont transportés par les vents, et se combinant avec d'autres principes, forment de nouveaux êtres, qui se décomposeront un jour pour subir de nouvelles métamorphoses. Telle était la théorie des anciens. Aujourd'hui la civilisation a fait disparaître de nos mœurs cette coutume, qui, si elle froisse les sentiments, est du moins très-discutable au point de vue de l'hygiène publique, et surtout sur les champs de bataille, où à raison du perfectionnement des armes et du nombre des combattants, les cadavres sont nombreux, et deviennent un danger des plus sérieux.

Nous ne sommes pas partisan de ceux qui,

Pour honorer les morts, font mourir les vivants.

CHAPITRE IV.

PROCÉDÉS DE DÉSINFECTION.

Dans ce chapitre nous traiterons des différents modes de désinfection et des moyens employés dans la dernière guerre, en particulier, pour assainir les champs de bataille.

Passons d'abord rapidement en revue l'histoire des désinfectants.

On appelle d'une manière générale désinfectant toute substance propre à détruire l'odeur infecte qui accompagne la décomposition naturelle des matières organiques, et assainir certains lieux ou des matières putrides. On réserve plus spécialement le nom d'antiseptiques aux substances propres à empêcher le développement même de la décomposition naturelle des corps organiques.

Nous adopterons ici la classification proposée par

M. le pharmacien principal Roussin, à qui nous avons emprunté cette définition.

1° Désinfectants métalliques ;

2° Désinfectants par oxydation chimique ;

3° Désinfectants absorbants ;

4° Désinfectants antiseptiques.

La première classe comprend tous les sels à base d'oxydes métalliques, tels que les sels de zinc, de plomb, de cuivre, etc. Toutes ces substances, d'après M. Roussin, ont une action identique. Elles agissent exclusivement sur l'acide sulfhydrique et l'ammoniaque produits par l'acte même de la putréfaction. Leur action de désinfection est très-rapide et même presque instantanée.

Les sels métalliques les plus employés sont :

1° Le sulfate de fer du commerce. En 1820, Bréant, proposa l'emploi des sels métalliques à base de fer pour la désinfection des urines ; en 1825, MM. Payen et Chevalier les appliquèrent à la désinfection des matières fécales. Voici comment alors s'opère cette désinfection : les substances odorantes qui se dégagent habituellement des fosses d'aisances consistent principalement en acide sulfhydrique et en ammoniaque ou carbonate d'ammoniaque. Si nous faisons intervenir un sel de fer, le sulfate par exemple (couperose verte), l'hydrogène sulfuré est décomposé en présence de l'ammoniaque ; son soufre s'unit au fer et donne un dépôt noir de sulfure de fer, et le sulfate de fer est transformé en sulfate d'ammoniaque. Nous trouvons dans un des rapports que fit M. Chenu pendant la campagne de Crimée, un passage où il conseille, si l'on découvre dans un campement un foyer d'infection, de verser sur le terrain infecté une solution de sulfate de fer, et de renouveler cette opération jusqu'à ce que toute émanation ait disparu ;

2° Les sels de manganèse (chlorure ou sulfate) résultant de la préparation industrielle du chlore ;

3° Les sels de zinc ;

4° Les sels de plomb ;

5° Les sels de cuivre. Ces sels agissent avec efficacité, mais ils peuvent être la cause de nombreux accidents, c'est pourquoi on y a renoncé.

La seconde classe, celle des désinfectants par oxydation chimique est très-nombreuse. Les substances qu'elle renferme, de compositions très-différentes, agissent en décomposant et en saturant l'acide sulfhydrique et l'ammoniaque, et en brûlant les matières infectieuses de nature spécialement organique, les transformant ainsi en produits inoffensifs.

Nous trouvons en premier lieu :

1° *Le chlore.* — La pénétration du chlore gazeux est extrêmement remarquable, et sa diffusion rapide est l'une des plus précieuses qualités de cet agent désinfectant. On l'emploie le plus généralement sous la forme de poudre de chlorure de chaux. A Paris, depuis plusieurs années, on a pris l'habitude de répandre au pied des urinoirs quelques grammes de chlorure de chaux sec. Le chlore, qui se dégage lentement, mais incessamment de ce composé, détruit à mesure qu'elles se produisent la plus grande partie des émanations ammoniacales de l'urine. M. Roussin (Nouv. Dict. de méd., art. *Désinfectants*) n'hésite pas à attribuer à cette pratique une très-grande part dans l'immunité spéciale dont cette populeuse cité jouit depuis plusieurs années vis-à-vis de plusieurs épidémies. Au lieu de chlorure de chaux, on emploie fréquemment l'hypochlorite de chaux, sous la forme d'une poudre blanche, complètement soluble dans l'eau, très-divisée, hygrométrique, répandant à l'air une odeur de chlore faible, mais très-longtemps persistante.

2° L'iode agit de la même manière que le chlore, mais d'une façon plus lente, parce qu'à la température ordinaire il est solide, et que sa tension de vapeur est assez faible ;

3° Le brome par son action spéciale sur les matières putrides, est un intermédiaire entre le chlore gazeux et l'iode solide. Il ne décompose pas l'eau comme le chlore, et porte toute son activité sur les matières organiques qui peuvent exister dans l'air. Bien que son odeur soit suffocante et fort désagréable, néanmoins les Américains pendant la guerre civile des Etats-Unis l'ont employé dans les hôpitaux pour la désinfection des salles ;

4° Les permanganates alcalins n'épargnent, pour ainsi dire, aucune matière minérale ou organique susceptible d'une oxydation supérieure, ou d'un dédoublement résultant de cette action oxydante. Le permanganate de potasse a une propriété de désinfection très-énergique et nous avons pu constater souvent par nous-mêmes dans les salles du Val-de-Grâce, qu'il faisait disparaître très-rapidement l'odeur fétide des abcès purulents ou des ulcères. D'un beau violet, en présence des matières organiques il se décolore complètement et laisse déposer en même temps un abondant précipité de couleur brune.

La troisième classe des absorbants comprend comme type le charbon très-divisé. Si la matière putride est solide, comme le serait un cadavre d'homme ou d'animal, des détritus organiques ou animaux accumulés, il suffit de répandre à leur surface une couche, même assez mince de poudre fine de charbon, pour opérer presque immédiatement la désinfection. Cette faible couche de matière absorbante agit sur les effluves putrides à la manière d'un écran qui les empêche de se répandre dans l'atmosphère. Cet effet dure tant que les gaz qui se dégagent n'ont pas opéré la saturation complète des pores du charbon. Pichot et Malapert (de Poitiers), ont eu l'idée d'appliquer ces propriétés absorbantes du charbon à la fabrication des suaires destinés à envelopper les cadavres, et à combattre toute odeur putride, jusqu'au moment de l'inhumation.

Comment agit le charbon dans son contact avec les matières putrides ? M. Roussin pose ces deux questions: 1° son action se borne-t-elle à condenser et à annihiler momentanément les produits odorants de la décomposition, sans ralentir la marche normale de la fermentation putride, ou bien ; 2° paralyse-t-elle le mouvement moléculaire de la décomposition, en même temps qu'elle détruit l'odeur infecte déjà produite ? Il ajoute que jusqu'à ce jour, aucune expérience sérieuse n'autorise à penser que le charbon agisse autrement qu'en absorbant les gaz odorants d'une putréfaction qui est en marche.

Sans vouloir ici nous prononcer contre une voix aussi autorisée que celle de M. Roussin, nous citerons néanmoins une expérience dont nous avons été témoin, et qui militerait en faveur de la seconde question.

M. Cogniet, pharmacien à Paris, avait placé en 1868 dans une caisse en bois blanc remplie de charbon très-divisé, un rat qu'il venait de tuer. Le charbon enveloppait le rat de toutes parts. La caisse fut laissée sans couvercle au milieu du laboratoire de la pharmacie, et jamais nulle odeur n'a trahi la présence du cadavre. Il y a deux mois le rat fut retiré ; il était dans un état de conservation parfaite, le poil adhérait complètement à la peau, mais le cadavre était tout à fait momifié.

Nous savons qu'il faudrait de nombreuses expériences pour asseoir une théorie nouvelle, aussi nous contenterons-nous de citer celle-là comme un bon précédent à continuer.

4° *Désinfectants antiseptiques.* — Leur rôle est plus radical que celui des autres agents de désinfection dont nous venons de parler. Non-seulement ils détruisent les émanations infectes résultant de la putréfaction, mais s'opposent au mouvement initial lui-même de la décomposition, et conservent les matières organiques sans altération appréciable.

Presque tous les sels minéraux et notamment les sels métalliques dont les sulfures sont insolubles, les acides énergiques, les solutions alcalines, etc., sont aptes à préserver les matières animales et végétales. Qui ne connaît l'action du sel marin dont on fait un usage journalier pour conserver les viandes ? Il est vrai qu'il ne s'oppose pas complètement à la corruption ; à la longue, la décomposition s'opère. Les véritables agents de désinfection auxquels la science donne le nom d'antiseptiques, sont : l'alcool, l'éther, l'acide sulfureux, les huiles volatiles des végétaux, les hydrocarbures volatils, benzine, pétrole, créosote, acide phénique, goudron de houille ou coaltar, etc. Le plus énergique des antiseptiques est certainement l'acide phénique. On peut s'assurer facilement de ses propriétés éminemment antiseptiques.

M. Roussin prend deux bocaux dans lesquels il dispose des quantités égales de matière animale. Dans l'un de ces vases il verse de l'eau ordinaire, dans l'autre de l'eau renfermant seulement 1 p. 100 d'acide phénique et les abandonne tous deux dans un endroit modérément chaud. Au bout de quelques jours le bocal renfermant la matière animale additionnée d'eau pure, répand une odeur putride, le liquide est trouble et la masse organique est dans un état de diffluence et de ramollissement incontestables. Dans le vase renfermant de l'eau additionnée d'une petite quantité d'acide phénique, rien de semblable ne s'observe ; l'eau conserve sa limpidité et la matière animale sa forme et sa consistance normales. Autre expérience : quelques gouttes d'acide phénique versées dans un vase où la fermentation du sucre s'accomplit régulièrement sous l'influence de la levûre de bière, arrêtent d'une manière presque instantanée le dédoublement du sucre, et paralysent pour toujours l'action spéciale des globules de la levûre.

En Angleterre, l'acide phénique est employé avec beaucoup de succès. M. le Dr Calvert, de Manchester, dans une conférence qu'il fit à la Société d'encouragement pour l'industrie nationale, passe en revue les utiles propriétés de cet acide, et appuie son dire de sérieuses expériences. Les os et les peaux de bœufs sauvages, dit-il, qu'on expédie en Europe d'Australie, de Montevideo, de Buenos-Ayres, etc., arrivaient en très-mauvais état, à moitié corrompus, dégageant une odeur insupportable, et propres seulement à servir d'engrais. Dans cet état leur prix était tout au plus de 150 fr. les 1000 k.; maintenant, grâce à un traitement à l'acide phénique, ils arrivent parfaitement conservés, s'emploient pour la tabletterie et leur valeur a atteint 250 et 300 fr.

Les cuirs et les peaux arrivaient également putréfiés, à moins qu'ils n'eussent été séchés rapidement au soleil ou salés, ce qui nécessitait une opération longue et coûteuse ; il suffit aujourd'ui de les immerger pendant vingt-quatre heures dans une eau contenant 2 p. 100 d'acide phénique, et de les faire sécher en les exposant à l'air pour assurer leur conservation d'une manière indéfinie.

M. Calvert nous donne les doses les plus employées en Angleterre. Pour les hôpitaux, corps de garde, etc., une dissolution de 500 grammes d'acide phénique liquide et de 50 litres d'eau doit être employée en temps d'épidémies, pour arroser les planchers, laver les ustensiles et désinfecter les vases. Pour assainir les égouts, lieux d'aisances, écuries, abattoirs, boucheries, ateliers, etc., où il existe toujours des gaz ou odeurs malsaines, on se sert d'un mélange de 500 grammes d'acide phénique et 25 litres d'eau.

L'emploi de la poudre phéniquée a été efficace contre l'infection produite par un cadavre. Il faut mettre 1 kilogramme de poudre phéniquée sur le fond du cercueil où repose un mort, et couvrir le corps d'un drap imbibé de la solution que nous venons de citer.

M. Calvert, que nous remercions ici de son extrême obligeance, a bien voulu nous donner quelques conseils sur l'emploi de cet acide. « Le succès dépend de la pureté de ce produit, dit-il, car lorsqu'ils sont mêlés à des hydrocarbures, l'acide phénique et l'acide crysilique deviennent insolubles dans l'eau et ne peuvent agir sur les germes qui créent la putréfaction ; en outre, ils perdent leur volatilité et ne détruisent plus les miasmes. Ces acides doivent être solubles dans deux fois leur volume d'une dissolution de soude constatée pure d'une densité de 1,07. Tout corps non dissous, ajoute-t-il, est une impureté. »

Pour terminer, nous citerons en faveur de l'acide phénique un extrait d'un compte-rendu à l'Académie des sciences du 6 mars 1871, par MM. Bussy, Laugier, Nélaton, Payen, rapporteur. Nous en donnons l'abrégé en ce qui concerne les expériences faites par M. Devergie à la Morgue de Paris. Voici, dit le rapporteur, un fait qui prouve l'efficacité de cet agent antiseptique dans des conditions ou d'autres parmi ceux qui étaient comme les meilleurs avaient échoué.

« C'était à l'occasion de la désinfection de la Morgue, durant les chaleurs de l'été, alors que les cadavres en pleine putréfaction produisent et dégagent continuellement une telle quantité de gaz infectes, que la ventilation était insuffisante pour les enlever, comme le chlore et les hypochlorites étaient impuissants pour les détruire ou les transformer en produits inodores. Il ne restait à tenter que le moyen de tarir dans leur source les produits gazéiformes de la putréfaction, en détruisant la vitalité de ses agents, et suspendant ainsi la putréfaction elle-même ; telle fut la mesure adoptée par la Commission spéciale. En dissolvant un litre d'acide phénique liquide dans un réservoir qui contenait 1900 litres d'eau ordinaire servant à l'irrigation des corps, la suppression de la fermentation putride a été complète.

« La désinfection a même été obtenue lorsqu'on eut réduit de moitié la dose.

« Ainsi, dit le rapporteur, M. Devergie, il a suffi

d'une eau phéniquée au 4000° environ pour obtenir, durant les fortes chaleurs, la désinfection de la salle des morts sans l'aide d'aucun fourneau d'appel, alors que six ou sept cadavres séjournaient dans cette salle (1). »

En résumé, le rapporteur dit : « L'acide phénique semble propre à la désinfection des chambres qui ont été occupées par des personnes atteintes de maladies infectieuses, nous en recommandons, en conséquence, l'emploi soit à l'état solide, soit à l'état liquide, après l'avoir fait dissoudre dans vingt ou trente fois son poids d'eau ; cet usage consistant à laver avec ce liquide les planchers, les dalles et les marches d'escalier pendant le séjour des malades et quelques jours après leur départ. »

Guyton-Morveau, dans son traité des moyens de désinfecter l'air, de prévenir la contagion et d'en arrêter les progrès, vante par-dessus tout l'acide muriatique oxygéné (acide chlorhydrique) et le proclame le meilleur désinfectant. Il publie de nombreuses observations, parmi lesquelles nous choisissons celles qui peuvent s'appuyer sur le témoignage des praticiens les plus considérables de l'époque.

Après la paix d'Amiens, dit le Dr J.-A. Fleury, les salles de l'hôpital de Cherbourg étaient remplies de prisonniers arrivant d'Angleterre. Plusieurs avaient des ulcères dits d'hôpital, auxquels une chirurgie médicale opposa en vain tous les moyens curatifs connus. Les fumigations d'acide muriatique oxygéné, usitées habituellement pour l'amélioration de l'air, furent particulièrement dirigées sur ces ulcères, et bientôt la contagion qui donnait à

(1) Annales d'hygiène publique, 1871, 2e série, t. XXXVI, p. 210.

d'autres ulcères et à des plaies récentes le même caractère, s'arrêta. M. J.-A. Fleury eut la satisfaction de voir graduellement s'opérer des guérisons qu'il avait en vain tentées jusqu'alors. (Essai sur la dysentérie etc., présenté à l'Ecole de médecine de Paris le 6 janvier 1803.)

Le Dr Desgenettes, l'un des inspecteurs généraux du service de santé des armées, a introduit la pratique des mêmes procédés dans les hôpitaux militaires.

Le rapport qu'il communiqua à ce sujet à la première classe de l'Institut national le 1er juillet 1804, annonçait que les fumigations d'acide muriatique oxygéné, opérées suivant la méthode de M. Guyton-Morveau, dans la totalité des salles de malades et magasins de celui de Paris, formant une capacité de 26,781 mètres cubes, n'avaient occasionné que la modique dépense de 3 francs 78 centimes, et avaient donné de bons résultats (*Moniteur* du 11 août 1804).

Les mêmes procédés, à cette époque, étaient pratiqués régulièrement à l'hospice de la Maternité, sous la direction du médecin en chef, M. le professeur Chaussier.

Nous pourrions puiser d'autres observations en nombre considérable dans le même livre; mais, sans mettre en doute l'efficacité des fumigations si vantées par M. Guyton-Morveau, la science a fait depuis cet illustre chimiste tant de progrès, que nous nous rallierons aux idées nouvelles et donnerons la préférence à l'acide phénique sur l'acide chlorhydrique.

Citons pour mémoire l'usage d'allumer de grands feux pour détruire la contagion.

Nous avons dit dans le troisième chapitre de cette thèse qu'il remonte au temps d'Hippocrate, qui crut reconnaître dans l'air vicié par les miasmes pestilentiels le principe de la maladie qui désola l'Attique 330 ans avant l'ère chrétienne. Quoique la présence d'un acide se manifeste bien sensiblement dans les vapeurs fuligineuses et la fumée du bois, il est probable qu'en ordonnant de grands feux, le père de la médecine, ainsi que ceux qui ont suivi depuis cet exemple, ne comptait, en effet, que sur l'action désorganisatrice de la chaleur portée à un certain degré d'intensité, comme celui qui, dans nos analyses par le feu, résout en leurs éléments les substances végétales et animales, et met en jeu des affinités qui en changent absolument les propriétés. Mais ce degré est une condition impossible à remplir lorsque l'espace n'est pas très-circonscrit; car, à moins de croire que les miasmes contagieux viendront de loin spontanément se brûler dans ces brasiers épars, tout l'effet se réduira au déplacement d'un certain volume d'air par raréfaction et condensation successives, sans compter que cette élévation momentanée de température près des habitations, peut être plus nuisible qu'utile. Un historien de la peste de Marseille, Papon, dans son livre intitulé : *De la Peste*, t. I, p. 234, rapporte que de grands feux y ayant été allumés pendant trois jours de suite, l'air se couvrit d'une fumée noire qui augmenta la chaleur naturelle de la saison et du climat, et sembla donner plus d'activité à la contagion.

Il est aussi un moyen de désinfection sur lequel les auteurs ne sont pas d'accord. L'utilité des plantations dans les cimetières ou sur les *tumuli* n'a pas été jugée de la même manière par tous ceux qui se sont occupés de cette question. Pour les uns, c'est un usage antihygiénique, pour d'autres, au contraire, c'est un moyen d'assainissement.

Maret (dans ses Mémoires sur l'usage d'enterrer les morts dans les églises et dans les enceintes de la ville; Dijon, 1773) s'exprime ainsi :

« Un usage assez uniforme paraît autoriser les plantations d'arbres faites dans les cimetières, mais il est abusif et dangereux. Les arbres diminuent l'espace destiné aux sépultures ; cela seul suffirait pour engager à faire cesser cet usage : il est cependant encore un autre motif qui doit y déterminer. Si le mouvement des branches peut agiter l'air qui couvre les cimetières, les arbres, en rompant les courants d'air, s'opposent à l'action des vents sur les vapeurs, et ces vapeurs, arrêtées par les feuillages, sont forcées de retomber sur la terre, et y entretiennent une humidité pernicieuse. Qu'aucun édifice, aucun arbre n'interrompent donc les courants d'air et ne s'opposent à la dispersion des vapeurs qu'ils doivent entraîner. »

Navier, dans son livre intitulé : *Réflexions sur les dangers des inhumations précipitées, sur les abus des inhumations dans les églises*, Paris, 1775, a soutenu la même thèse. « On peut avancer avec fondement, dit-il, que ces sortes de plantations devenues si communes par le défaut de réflexion, loin de contribuer à la salubrité de l'air, ne sont propres qu'à produire un effet opposé; aussi ce n'est pas sans raison que les conciles les ont défendues de la manière la plus formelle.

« Les exhalaisons cadavéreuses qui s'élèvent sans cesse des corps qui reposent dans les cimetières, rencontrant une espèce de couverture dans le feuillage touffu que forment, durant l'été, les branches des arbres, ne peuvent s'échapper ni gagner le plein air qu'avec beaucoup de peine. Aussi reste-t-il dans toute l'étendue de l'espace qu'il y a du sol aux branches une atmosphère d'air épais, chargé d'exhalaisons émanées de la colliquation des cadavres. Quoi de plus dangereux que de respirer un air aussi malsain ! »

Mais Priestley avait déjà fait remarquer que les végétaux, en aspirant les émanations putrides, étaient propres à purifier l'air.

M. Pellieux (*Annales d'hygiène et de méd. lég.*, 1849, t. XLI, p. 139) met les plantations d'arbres au nombre des principaux moyens d'assainissement des cimetières. « On sait, dit-il, que les végétaux absorbent l'acide carbonique pour en fixer le carbone à leur profit, en dégageant l'oxygène. »

Si l'on établissait dans les caveaux un double courant d'air qui introduisît celui du dehors à mesure que l'air intérieur serait chassé extérieurement, ces caveaux s'assainiraient d'une manière parfaite et les arbres, en absorbant les gaz en quelque sorte au fur et à mesure de leur production, contribueraient également à l'assainissement de l'atmosphère.

« Il résulte, dit M. Tardieu (thèse présentée au concours pour la chaire d'hygiène de Paris, 1852), du témoignage des fossoyeurs, sacristains et autres employés des paroisses, que la décomposition marche invariablement avec plus de rapidité dans le voisinage des racines des arbres que dans les autres parties du cimetière ; que la terre est toujours plus sèche autour des racines qu'ailleurs ; que les fibres des racines se dirigent du côté des tombes, et souvent pénètrent dans les fentes du bois des cercueils. Il est donc probable que ces racines sont activement et incessamment employées à absorber les produits de décomposition, à mesure qu'ils se forment, et préviennent, de cette manière, leur dégagement à la surface du sol, et ainsi leurs pernicieux effets. »

Le Dr Sutherland (*Report on a general scheme*, p. 117) dit s'être assuré à Paris que lorsqu'une fosse ne renfermait qu'un seul cadavre, les arbres que l'on pourrait planter à la surface suffiraient, en absorbant les parties nutritives du sol, pour abréger la période de sépulture de ce corps.

L'opinion de M. Tardieu est, sans contredit, la plus plausible. Il faut des plantations, mais des plantations raisonnées. Si elles sont trop serrées ou disposées sans réflexion, elles peuvent être nuisibles par la raison que développe Maret ; mais, en choisissant pour mettre sur les tombes des arbres droits élancés, les peupliers d'Italie, par exemple, dont les feuilles sont toujours en mouvement, l'air circulera librement et sera en quelque sorte tamisé.

Nous conseillons aussi de planter sur les *tumuli* des plantes qui nécessitent pour leur accroissement l'absorption d'une grande quantité d'azote ; l'avoine, le trèfle, par ex. Une riche végétation amène avec une grande rapidité l'anéantissement des masses en putréfaction.

Examinons maintenant les moyens d'assainissement dont on a fait usage pendant la guerre 1870-1871. Autour de Paris, après la fin de la campagne, on a pratiqué l'exhumation des cadavres enterrés d'une manière insuffisante, et on les a enfouis à la profondeur réglementaire 1m,50 à 2m, après les avoir recouverts d'une couche de chlorure de chaux.

D'autres moyens ont été employés autour de Sedan ;

nous allons les passer en revue. Ensuite, grâce à l'obligeance de notre ami et collègue le Dr Jules Gross, qui a bien voulu nous traduire un chapitre de : *Roth und Lex. Handbuch der militar. Gesundheitspflege*, nous pouvons examiner les travaux d'assainissement que les Prussiens ont exécutés autour de Metz.

Sur le champ de bataille de Sedan, les inhumations et les enfouissements furent pratiqués en majeure partie par les habitants de Sedan et des villages circonvoisins. Ce travail disproportionné aux moyens d'exécution fut mal fait, et bientôt on conçut des craintes sérieuses sur l'empoisonnement de l'air par des miasmes résultant de la décomposition organique.

Le gouvernement belge s'émut, et une mission fut envoyée pour assainir, d'accord avec l'autorité française, les lieux où s'étaient déroulées les différentes phases de la bataille.

Le comité qui se forma aussitôt décida qu'il se chargeait spécialement de l'assainissement des bords et du lit de la Meuse, et dans ce but, demanda au ministre des travaux publics un ingénieur des ponts et chaussées. M. Trouet fut désigné, et M. Créteur, chimiste, lui fut adjoint. M. Trouet se servit presque exclusivement d'un désinfectant qu'avait fourni un industriel français M. Peyrat, et qui se compose des substances suivantes :

Chaux grasse en pierres . . .	2	kilogrammes
Naphtaline	1	»
Acide phénique	30	grammes.

La chaux se délite dans la naphtaline, l'acide phénique est ajouté en dernier lieu: le produit est une poudre que son inventeur dit désinfectante, insecticide, et pouvant servir d'engrais.

Voici le moyen qu'emploie M. Trouet quand il s'agit d'un cadavre retiré du lit de la Meuse. Il fait couper de la toile en parties de 2 mètres de longueur ; il mouille une de ces parties, la fait étendre près du bord de la rivière, la saupoudre du produit Peyrat ; puis fait transporter dans une fosse profonde creusée à l'avance le cadavre recouvert également du même produit. Il prétend que cette opération, qui dure deux minutes, se pratique sans dégagement d'odeur putride. Ni ses ouvriers ni lui, ajoute-t-il, n'ont été incommodés.

S'il s'agit de cadavres enfouis à une profondeur insuffisante, dont l'odeur révèle la présence, il procède ainsi : Il place sur la couche de terre insuffisante une couche de chaux de 20 centimètres d'épaisseur, puis il creuse un fossé circulaire dont il reporte la terre sur la couche de chaux ; la profondeur du fossé est proportionnelle à la quantité de terre nécessaire à un tumulus s'élevant au-dessus des cadavres de 1 mètre 75 centimètres à 2 mètres ; en les recouvrant latéralement de la même épaisseur. La partie la plus déclive du fossé est munie d'un canal pour l'écoulement des eaux. Puis il fait ensemencer de chanvre la partie supérieure du tumulus. (Annales d'hygiène publique, 1871, t. XXXVI, p. 204.)

Dans un rapport qu'il adresse au comité, M. Trouet rend compte de sa mission : « J'ai opéré, dit-il, dans onze communes. Le nombre des fosses désinfectées n'est pas considérable : il est de 330 ; mais, en revanche, la surface occupée par les *tumuli* exécutés est de 1 hectare 21 ares et 10 centiares, ce qui est considérable ; mais cela s'explique lorsqu'on sait qu'il y a un grand nombre de *tumuli* qui occupent une surface de 3 à 4 ares chacun.

« J'estime, d'après mes données et d'après le dire des habitants, que ces fosses renferment de 8 à 9,000 cadavres de chevaux, 1500 de bêtes à cornes, et 300 hommes. »

D'un autre côté, M. l'ingénieur Michel s'est chargé de l'assainissement de 902 fosses, qui occupaient une surface de plus de 9,000 mètres carrés. Il a employé la chaux et fait construire des *tumuli*.

M. Créteur a procédé d'une autre façon : par la crémation. Il envisage la question à un large point de vue, dans sa brochure sur l'hygiène des champs de bataille, et appuie ses conclusions d'excellentes réflexions : « On se figure très-difficilement, dit-il, ce que c'est qu'un grand champ de bataille : des plaines entières, des jardins, des cours, des chemins même, plantés de cadavres ! Des tranchées énormes remplies d'hommes et d'animaux morts !

Que faire dans ce cas ? Faut-il forcer les habitants d'un pays ravagé, déjà ruinés, à subir une expropriation arbitraire de cinq années pour cause de santé publique ?

Mais cette expropriation, qui la paiera ? Le vainqueur, fort indifférent à cet égard, ou le vaincu bien assez accablé dans sa chute ? Non, ce sera celui qui a déjà le plus souffert, le paysan, le locataire ou le petit propriétaire qui n'a que son terme pour vivre et sur lequel sont déjà tombées les lourdes charges de réquisitions. C'était le cas dans lequel se trouvaient les environs de Sedan.

Les fosses ayant été trop remplies, il fallait ou bien les dégorger de moitié, en extraire l'excès pour le replacer dans des fosses nouvelles creusées à côté des premières, et élever au-dessus des tumuli convenables ; ou bien laisser les cadavres dans l'état où ils se trouvaient et relever au-dessus de la terre sur une superficie et une hauteur beaucoup plus grandes.

Dans le premier cas, outre que nous nous exposions tous à un danger des plus sérieux, on doublait encore la quantité de *tumuli* sur un terrain qui en était déjà tout couvert.

Dans le second cas, on doublait les dimensions des fosses primitives déjà énormes, sans grand succès, et on aboutissait au même résultat défectueux, enlever du terrain. Je dis sans grand succès et en voici la raison : les fosses énormes qu'on avait dû creuser pour y enterrer de grandes masses de cadavres à la fois, ayant été remplies jusque près de l'ouverture, il était très-difficile, sinon impossible, surtout dans les terrains sablonneux à pentes rapides, de faire tenir les *tumuli*.

Ces *tumuli*, faits de terre légère, sur des sites déclives, ne trouvant pas une base fixe, assujettis d'une part aux mouvements ascendants et descendants du travail de désorganisation des cadavres dans les fosses, d'autre part poussés par les eaux pluviales, ne pouraient pas résister longtemps. »

M. Créteur cite de nombreux exemples *de visu* qui prouvent la justesse de ses observations. Les propriétaires des terrains, fort peu soucieux de laisser leurs terres à l'état de cimetière, s'étaient hâtés d'abattre les *tumuli* et d'ensemencer. Il raconte qu'à la date du 8 avril 1871, près de la *Briqueterie*, entre Balan et Bazeilles, dans un champ de blé, on voyait une touffe d'un vert plus foncé qui tranchait sur le reste. C'était une fosse de soldats bavarois dont le *tumulus* avait été abattu par le laboureur. Les extrémités décharnées des cadavres étaient au-dessus du sol, et une très-légère couche de terre recouvrait le reste. Le blé y avait trouvé une fumure plus riche et plus abondante qu'ailleurs. Autre exemple de même nature sur la commune d'Illy.

Les renards, les chiens, les corbeaux découvraient les cadavres en grattant la légère couche de terre sous laquelle ils reposaient. De plus, ajoute M. Créteur, des familles allemandes ayant écrit pour obtenir l'exhumation et le transfert de leurs parents tués, des individus en firent en l'absence de la réorganisation des autorités, une véritable spéculation. Ils déclaraient connaître le lieu ou reposait le cadavre réclamé, allaient fouiller les fosses et en arrachaient souvent le premier venu pour l'expédier dans un double cercueil de zinc soudé et de bois.

Nous avons une entière confiance dans cette dernière observation de M. Créteur, nous qui avons pu voir à la suite des armées allemandes des nuées de misérables brocanteurs, de gens sans aveu, causant certainement aux contrées qu'ils traversaient, beaucoup plus de préjudice que les armées régulières. Rien d'étonnant dès lors que ces gens-là qui spéculaient sur tout, fissent argent des cadavres de leurs compatriotes. A la suite d'une série de citations sérieuses qui prouvent clairement la grande difficulté de l'enfouissement, après un long combat où des centaines de milliers d'hommes ont été engagés, M. Créteur conclut à la crémation et nous fournit des notes très-intéressantes sur la manière dont il a opéré.

Il s'est proposé d'obtenir l'incinération sur place, c'est-à-dire dans les fosses mêmes, sans être obligé d'exhumer les cadavres, et pour arriver à ce résultat il a choisi le goudron provenant de la distillation de la houille dans la fabrication du gaz d'éclairage, se basant sur ce que certaines résines en présence des corps gras ont la propriété de produire une intensité de calorique énorme.

De plus, peu coûteux, fluide, le goudron peut s'infiltrer facilement entre toutes les couches de cadavres, et de plus est très-inflammable.

Voici son mode d'opérer : Il faisait enlever la terre des fosses jusqu'à ce qu'on rencontrât la couche noire et fétide qui se trouvait en contact avec les cadavres, arrosait cette terre avec de l'eau phéniquée, puis découvrait complètement la masse en putréfaction.

Il la saupoudrait ensuite d'une couche de chlorure de chaux, puis y faisait couler du goudron, en cherchant autant que possible à l'infiltrer entre les différentes couches de cadavres. Il enflammait ensuite le goudron à l'aide de paille humectée d'huile de pétrole, et au moyen de ce dernier produit étendait le feu à toute la fosse. Bientôt la chaleur devenait si intense qu'on ne pouvait approcher à plus de 4 ou 5 mètres du foyer en combustion où se produisait un bruissement analogue à celui des graisses en ébullition. Une immense colonne de fumée noire, charbonneuse s'élevait dans l'air sans y répandre la moindre odeur. Telle était l'intensité du calorique que pour réduire les fosses les plus remplies, il ne fallut pas plus de 55 à 60 minutes.

Pour 250 à 300 hommes, 5 à 6 tonneaux de goudron suffirent.

Voici maintenant les résultats obtenus par ce procédé : Après la crémation, le contenu des fosses était réduit à près des trois quarts. Le résidu se composait d'os calcinés, enveloppés d'une couche de résine concrète, qui les mettait à l'abri de l'influence extérieure.

Les terres retirées de dessus les cadavres étaient desséchées par l'intensité de la chaleur et perdaient ainsi toute odeur cadavérique.

Quant à la colonne de fumée noire charbonneuse, M. Créteur prétend qu'elle avait la propriété de détruire les insectes à d'assez grandes distances, tout en masquant l'odeur cadavérique, répandue dans l'air méphitique ambiant. Voici comment il s'exprime : « Cette fumée n'était pas seulement composée de charbon réduit, mais encore d'une quantité *d'acide phénique* telle que j'eus bientôt la figure et les mains remplies de phlyctènes. Je crus un instant que cet acide phénique provenait de la volatilisation de celui qui avait servi aux arrosages, mais j'eus lieu plus tard de m'assurer qu'il était bien le produit résultant de l'action du chlorure de chaux jeté dans les fosses sur le goudron. En effet, outre cette action sur la peau, j'ai vu, pendant les dernières belles journées, alors que je ne faisais plus d'arrosage à l'eau phéniquée, des myriades de mouches qui voltigeaient continuellement autour des fosses découvertes, être tuées à d'assez grandes distances, et toujours dans la direction d'où partait la fumée, et mes ouvriers continuaient à avoir la peau très-irritée. »

Après la crémation, il ne restait plus la moindre odeur dans la fosse. Toutefois, M. Créteur faisait recouvrir les ossements de chaux vive et élever au-dessus des *tumuli* qu'on ensemençait de chanvre ou d'avoine. Ce procédé a aussi un excellent résultat au point de vue des intérêts des propriétaires. Les fosses, en effet, se trouvaient réduites dans toute leur étendue ; celles qui mesuraient 12 mètres de longueur, par exemple, n'en avaient plus que 3; le propriétaire recouvrait ainsi une partie de son terrain enlevé, et l'année suivante, il pouvait reprendre le reste.

De plus, il y a un avantage notable pour les ouvriers qui sont occupés à assainir un champ de bataille à employer la crémation. En effet, lors de l'enfouissement, il est arrivé malheureusement trop souvent que l'instrument dont se sert l'ouvrier pour creuser la terre, rencontrait un obus enterré ou même des paquets de cartouches : le choc produisait alors une explosion qui causait souvent la mort du travailleur. Or, à Sedan, où des obus, des cartouches pleines avaient été enterrés avec les cadavres, il y avait à redouter des malheurs et à prendre de grandes précautions. M. Créteur affirme qu'il a vu des centaines de fois des explosions de cartouchières dans les fosses, et sur la commune d'Illy, un obus a éclaté dans une fosse contenant des chevaux, heureusement sans causer le moindre accident. On aurait dit que ces engins avaient perdu de leur force. Les cartouches, en brûlant, ne font que pétiller, l'obus a éclaté avec un grand buit, et pas un éclat n'est sorti de la fosse, les débris en ont été retrouvés après la crémation.

Malgré la prédilection de M. Créteur pour l'incinération, il dut renoncer à ce mode d'assainissement. A partir du 25 avril 1871, les autorités allemandes montrèrent une extrême antipathie pour cette opération, et comme bon nombre de familles venaient réclamer les cadavres de leurs parents pour leur faire des funérailles en Allemagne, l'autorité militaire se crut obligée d'interdire l'emploi d'un procédé qui ne lui permettait pas d'optempérer aux désirs de ses compatriotes.

Passons aux moyens employés par les Prussiens.

Quand les Prussiens entrèrent dans Metz le 28 octobre, la ville regorgeait de malades répartis dans 65 hôpitaux ou ambulances, organisés avec des wagons de chemin de fer ou des tentes (1). Indépendamment de la population civile décimée par le typhus, la variole et la dysentérie, on comptait 22,000 soldats blessés ou malades. Partout on voyait une quantité considérable de détritus de toutes espèces; des cadavres de chevaux, dont on avait enlevé les meilleurs morceaux, jonchaient les rues.

En outre, les habitants des campagnes qui s'étaient réfugiés dans la ville encombraient toutes les maisons dont les latrines n'avaient pu être vidées depuis longtemps; ajoutez à cela que les moyens de désinfection manquaient.

Dans les faubourgs de Metz comme dans les villages voisins où l'armée française avait campé pendant des mois entiers, les conditions étaient aussi défavorables. Partout on voyait des cadavres de chevaux ensevelis à une profondeur insuffisante, d'autres détritus d'animaux en putréfaction, de la paille et des débris d'uniformes pourris, des fosses d'aisances mal comblées; de là une odeur pestilentielle répandue partout. A toutes ces causes s'ajoutaient les foyers d'infection provenant des champs de bataille. D'après le rapport des commissaires de police, dans le seul canton de Gorze après la bataille du 16 août, on avait enterré 14,000 soldats. Un grand nombre d'entre eux étaient à peine recouverts de terre, et la peste bovine ayant fait une grande quantité

(1) Voy. Grellois, Histoire médicale du blocus de Metz. Paris 1872.

de victimes, de nombreux cadavres d'animaux étaient ensevelis avec la même négligence. En un mot, Metz était entourée d'une masse énorme de matières en putréfaction dont les émanations lui arrivaient par tous les vents. Aussi, dans certains endroits, l'eau n'était plus potable, et la mortalité avait pris un accroissement inaccoutumé. On avait tout à craindre de l'approche du printemps; c'est alors que les Prussiens nommèrent une commission chargée de pourvoir aux moyens de désinfecter ces localités. Avec 1200 ou 1500 ouvriers, les commissaires commencèrent au mois de mars les travaux dans la ville et sur les champs de bataille.

Les soldats qui y étaient employés eurent un supplément de solde et de nourriture. Les travaux de désinfection devaient se porter :

1° Sur les lieux de campement;

2° Sur les villages;

3° Sur les champs de bataille.

Pour ce qui est des lieux de campement, on commença par brûler tout ce qui provenait des campements eux-mêmes, et les détritus furent enfouis dans des trous profonds avec de la chaux vive. Tout le terrain ainsi nettoyé dans la zone des fortifications fut loué pour trois ans à la condition expresse de le labourer et de l'ensemencer de trèfle et d'avoine.

Au commencement de mai, ce terrain couvert d'une luxuriante végétation ne présentait plus trace d'odeur putride.

L'ancien pavé fut enlevé, la terre imprégnée de sang en décomposition fut emportée et remplacée par un mélange de chaux et de charbon sur lequel on posa un pavé très-serré. Les murs furent grattés et blanchis à la chaux. En ce qui concerne les villages, on enleva les immondices qui encombraient les routes, on brûla ceux qui pouvaient se consumer, le reste fut jeté dans de larges fossés où on versa une solution de chlorure de chaux, et on recouvrit le tout de terre qu'on ensemença. On procéda dans les maisons de la même façon.

La question des tombeaux fut plus délicate, mais on ne prit en considération que la question d'hygiène. On recouvrit chaque tombe d'un monceau de terre qui couvrait les cadavres d'au moins 1 m. 65. On se garda bien de creuser autour de la tombe pour avoir suffisamment de terre, ce qui aurait permis aux émanations cadavériques de se faire jour par les parties latérales. La base du nouveau tombeau eut une étendue de 0 m. 66 à 1 mètre de plus que celle du tombeau primitif. Chaque tertre reçut une inclinaison de 60 centimètres. On y planta des arbres, et on y sema du trèfle ou de l'avoine.

Mais, quand les cadavres étaient sur des terrains en pente, on dut, en prévision du glissement du tumulus, employer des moyens particuliers de désinfection. On creusait alors à côté une tombe suffisamment profonde, et on y transportait le cadavre, tout en employant en abondance du chlorure de chaux et du charbon de bois.

Les Allemands durent procéder à des exhumations dans le voisinage de maisons, de puits, de citernes. Ils le firent avec beaucoup de soin et d'intelligence pratique.

On se borna à procéder sur des tombes isolées, ne contenant pas plus de six ou huit cadavres, à cause des dangers qui en résultaient pour les ouvriers.

Voici comment on fit l'exhumation : L'emplacement des cadavres et l'étendue de la tombe une fois reconnus au moyen d'un sondage préalable, on enlevait par couches horizontales la terre qui les recouvrait, de sorte néanmoins à ne pas permettre aux gaz méphitiques de s'échapper.

Ensuite deux ouvriers seuls continuaient l'opération, pendant que les autres se retiraient ; on ne découvrait que partiellement les cadavres, et autant que possible les pieds en premier lieu. Dès que des pièces d'uniforme ou des parties quelconques de cadavre devenaient visibles, on y repandait de la chaux vive, de la sciure de bois, de la poudre de charbon de bois et de l'acide phénique, en quantité suffisante pour faire disparaître toute odeur cadavérique.

On répandait de même ces substances désinfectantes sur les parties de terre avoisinant les cadavres, parties imprégnées de liquides infects et présentant une coloration bleu-brunâtre foncée. En procédant ainsi pas à pas et en employant en grande quantité ces substances désinfectantes, surtout la chaux et le charbon en poudre, on mettait le cadavre à découvert, on le renversait sur une planche suffisamment grande pour le sortir de la fosse et on le transportait à la nouvelle tombe dans un cercueil bien fermé. Alors, seulement on procédait à l'exhumation du deuxième, du troisième, et successivement ainsi des autres; mais jamais on n'opérait sur plusieurs cadavres à la fois.

L'exhumation terminée, on comblait la fosse primitive d'une certaine quantité de chaux vive ou d'acide phénique, et on recouvrait le tout de terre fortement pressée.

Pour déterrer les cadavres des chevaux, on procédait exactement de la même façon; seulement pour le transport, on prenait des cordes munies de grands crochets.

Un grand nombre de soldats avaient été enterrés dans des prés humides, et le desséchement des tombes était indispensable, bien qu'il offrît de grandes difficultés.

Les Allemands furent obligés de détourner souvent le cours des eaux qui coulaient dans ces prés, et souvent même d'enlever la tombe qu'ils désinfectaient avec beaucoup de soin, et remplissaient de terre fortement pressée, puis ensemencée. Pour en dessécher quelques-unes, on y planta en grand nombre des héliantes.

Les ouvriers employés à tous ces travaux ne contractèrent pas de maladies sérieuses, au dire des Allemands; dans quelques cas où les précautions avaient été un peu négligées, on eut à constater quelques cas de syncopes, des vomissements, des coliques.

On essaya aussi, à Metz, l'incinération des cadavres comme à Sedan, mais les conclusions de la commission ne furent pas favorables à cette manière de procéder.

Les Allemands cependant avaient employé ce système en 1814 après la bataille de Paris, le 30 mars.

A partir du 13 avril, sous l'influence de l'élévation rapide de la température, la décomposition des cadavres se fit promptement. On transporta les cadavres à Montfaucon, on y construisit dix grands foyers avec de longues barres de fer placées sur des pierres. On y amoncelait les morts, on les couvrait de fagots auxquels on mettait le feu, et dès que l'affaissement se produisait, on en plaçait d'autres.

Dans l'espace de quatorze jours, on brûla ainsi 4,000 cadavres et on remarqua que la pluie ou simplement le brouillard faisait disparaître l'odeur qui en résultait. Ce procédé coûta 8,265 fr., c'est-à-dire environ 2 fr. par homme.

M. Créteur, d'après ces calculs, estime que l'incinération, faite immédiatement après la bataille, ne coûterait pas plus de 15 centimes par individu.

Les auteurs allemands qui nous rapportent ces faits dans le livre que j'ai cité plus haut, ne sont nullement d'accord avec M. Créteur, ils disent que ce partisan enthousiaste de la crémation était en lutte ouverte avec les autres membres de la commission, particulièrement avec le Dr Lante, médecin militaire belge, qui, disent-ils, dès le 29 avril, proposa de ne plus brûler que les cadavres des chevaux. Ces mêmes auteurs vont même jusqu'à traiter de résultats douteux les expériences que M. Créteur a consignées dans son rapport ; s'appuyant sur les conclusions de la commission chargée d'agir à Metz, laquelle, disent-ils, n'a opéré par piété que sur les tombes d'animaux morts.

Les Allemands n'ignorent pas cependant que c'est l'autorité militaire allemande qui a interdit l'incinération, et que M. Créteur ne l'abandonna que par ordre formel du commandant des Ardennes.

Nous allons, du reste, citer des preuves à l'appui de ce que nous avançons :

M. le Dr Guillery, membre de la commission belge, dans une brochure intitulée : *De l'Assainissement des champs de bataille*, nous rend compte des travaux qui furent exécutés, et j'y trouve un rapport adressé au préfet des Ardennes par M. Albert Brun, sous-préfet de Sedan à cette époque, du quel j'extrais le passage relatif à la crémation :

« Deux procédés furent immédiatement discutés par les membres des comités (celui envoyé par le gouvernement belge, l'autre dû à l'initiative privée et présidé par S. Exc. le prince Orloff, ancien ministre de Russie à Bruxelles), pour arriver à empêcher les miasmes cadavériques de se produire, car il n'y avait pas de temps à perdre.

« Le premier, radical et coûteux, il est vrai, mais certain, consistait à détruire la cause même des gaz pestilentiels, en brûlant les cadavres d'hommes et de chevaux.

« M. Créteur, chimiste belge distingué, appuyait énergiquement et avec raison l'emploi de ce procédé, dit crémation. Tous les hommes compétents étaient rangés à son avis. Il se mit aussitôt à la besogne. Sur ces entrefaites, émues par des considérations, qu'il serait inopportun d'examiner ici, les autorités militaires allemandes, en général, et celles de la Bavière, en particulier, se préoccupant de certaines coutumes religieuses nationales et du culte des morts selon les rites de l'Eglise catholique, manifestèrent leur intention formelle de s'opposer à la crémation des cadavres de leurs compatriotes tués en nombre considérable à Bazeilles, à Balan, à Givonne. Je ne vous cacherai pas, Monsieur le préfet, que d'après l'opinion d'honorables savants, dont je partage complètement l'opinion, la crémation, c'est-à-dire l'opération qui consistait à brûler les morts de Beaumont à Illy, au moyen de substances inflammables, sur un parcours de plus de 50 kilomètres, était, selon moi, le seul moyen énergique et sûr, non pas d'assainir (expression trop vague et peu scientifique dans l'espèce), mais de désinfecter radicalement mon arrondissement.

Ce fut aussi, je dois le dire, le vœu exprimé tout d'abord par les hommes distingués qui composent le Comité d'hygiène de Sedan. Ces susceptibilités respectables, invoquées par les autorités militaires allemandes, donnèrent lieu à des pourpalers entre elles et moi. Ces pourpalers retardèrent encore les opérations d'assainissement, mais je fus bientôt assez heureux pour faire concorder les exigences inattendues avec les prescriptions de la circulaire ministérielle que les comités belges devaient suivre à la lettre. Il fut même convenu que les cadavres des chevaux seraient brûlés. Le chimiste Créteur procéda alors en personne à ces crémations importantes, sur les plateaux de Floin et d'Illy. »

Ce document émané d'une des premières autorités du département des Ardennes, nous donne le droit d'adopter pleinement le dire de MM. Créteur et Guillery ; et, si les Allemands n'ont pas réussi autour de Metz à détruire entièrement, par la combustion, les cadavres des chevaux sur lesquels ils ont essayé, c'est qu'ils n'ont pas apporté tous les soins nécessaires à cette opération. Le parti pris d'un côté, la superstition de l'autre peuvent entrer en ligne de compte pour nous faire douter des conclusions de la Commission de Metz à ce point de vue. Quant à nous, nous adopterons complètement l'incinération, nous ralliant aux raisons du Comité de Sedan qui nous paraissent concluantes.

Sans rentrer dans les conditions d'hygiène dont nous avons parlé, et dont nous dirons encore quelques mots dans nos conclusions, nous pouvons dès à présent répondre à une objection qui sera certainement soulevée. L'incinération n'est plus dans nos mœurs. Mais, répondons-nous, la crémation est depuis longtemps employée sous une forme déguisée, par des personnes pleines de respect pour leurs morts, sans aucune contradiction de la part des gens les plus religieux. Nous voulons parler de l'enfouissement avec la chaux vive. Pourquoi le cimetière de Campo-Santo, à Pise, dévore-t-il ses cadavres avec une rapidité surprenante, c'est qu'on se sert de ce mode d'inhumation, et il ne blesse en rien les croyances religieuses.

Trop coûteux et trop long à employer sur un champ de bataille, il sera avantageusement remplacé par le pétrole et le goudron.

CHAPITRE V.

CARTES D'IDENTITÉ.

Après la question d'hygiène et de salubrité publique, vient s'en placer une autre d'une importance majeure et qui touche aux points essentiels de notre droit civil. Les familles n'ont pas seulement un intérêt de sentiment à connaître d'une manière certaine le sort de chacun de leurs membres, elles sont à un autre point de vue vivement intéressées à ce qu'il ne reste aucune incertitude sur leur existence.

Aux termes de la loi civile une personne qui a cessé de *paraître* au lieu de son domicile ou de sa résidence est présumée absente, et, si on n'a pas eu de ses nouvelles depuis quatre ans, son absence est déclarée par le tribunal. Mais l'absence n'est pas la mort, elle n'ouvre pas les successions, elle ne constitue pas la femme de l'absent en état de veuvage, les biens qu'il possédait avant sa disparution ne peuvent être dévolus à aucun de ses héritiers présomptifs ; s'ils sont autorisés à les administrer, c'est à titre provisoire, et à charge d'en rendre compte. Que de troubles, que d'embarras pour les familles, que d'entraves à la transmission de la propriété !

Nous n'avons pas une compétence suffisante pour apprécier tous les inconvénients, tous les dangers de cette situation, mais tout le monde comprendra qu'il en existe de sérieux. Toute mesure qui tendra à les atténuer en diminuant le nombre des absents à la suite de la guerre, en permettant de constater l'identité des combattants restés morts sur le champ de bataille, sera un service rendu à la société, à l'Etat et à la famille, un moyen de donner en même temps satisfaction aux besoins du cœur et aux exigences de l'intérêt.

Cette mesure existe non pas dans l'armée française, mais chez plusieurs puissances étrangères ; c'est la carte d'identité donnée à chaque soldat. Depuis longtemps déjà les Américains l'ont adoptée et les Prussiens s'en servent aussi depuis plusieurs années, la dernière guerre a pu nous en convaincre. Prenons à nos ennemis ce qu'ils ont de bon, car, pour être impartial, il nous faut reconnaître que ce sont des gens très-pratiques. Dans l'armée française nous ne pouvions que très-difficilement constater l'identité de nos morts abandonnés après l'action, sur le champ de bataille.

On m'objectera que le numéro matricule de l'individu imprimé sur ses vêtements, et le numéro du régiment à cette époque en relief sur les boutons, aujourd'hui sur le collet, sont bien suffisants. Malheureusement nous avons eu trop souvent la preuve que ce moyen fait bien souvent défaut pour que nous puissions admettre cette observation.

Citons quelques preuves à l'appui :

M. le Dr L. Le Fort, professeur à la Faculté de médecine de Paris, qui a bien voulu nous faire l'honneur d'accepter la présidence de notre thèse, nous racontait qu'à Metz où il se trouvait bloqué comme directeur des ambulances internationales, il fut un jour chargé de parlementer avec les Prussiens, pour réclamer le cadavre d'un lieutenant appartenant à un régiment de ligne, qui la veille avait été tué avec 7 ou 8 hommes dans une reconnaissance qu'il conduisait. L'officier allemand avec qui s'aboucha M. le professeur L. Le Fort lui affirma que lui-même, ayant présidé à l'ensevelissement des soldats en question, il n'avait fait enterrer aucun officier; néanmoins il consentit à l'exhumation des cadavres.

L'ordonnance du lieutenant de la ligne que M. Le Fort avait eu la présence d'esprit d'emmener avec lui, reconnut le cadavre qui faisait l'objet des recherches. Il n'est pas étonnant que les Prussiens ne se soient pas aperçus du décès de cet officier, car il avait revêtu, avant d'aller au combat, la capote grise d'un simple soldat d'un autre régiment, ses effets étant ou perdus ou trop détériorés. Sans l'ordonnance, l'officier était porté sur les contrôles du régiment disparu, c'est-à-dire absent au point de vue de la loi, et non mort. Nous-même, pendant le siége de Paris, nous avons eu des cas de ce genre à constater, entre autres à Villetaneuse: Une reconnaissance du régiment auquel nous appartenions (128e de ligne) s'étant avancée au petit jour près des barricades prussiennes, trouva le cadavre d'un caporal du régiment tué quinze jours auparavant à l'affaire de

Pierrefite. La pluie n'avait pas cessé, pour ainsi dire, depuis lors, et l'humidité avait rendu le mort complètement méconnaissable.

Les Prussiens, après lui avoir pris son fusil, avaient négligé de l'enterrer. Ses vêtements étaient en lambeaux. On lui enleva un soulier, et, en l'examinant bien attentivement, nous découvrîmes le numéro matricule qui permit de classer au nombre des morts cet homme sur le sort duquel on n'était pas fixé. Mais si le hasard nous servit en cette circonstance, il est impossible de compter toujours sur un aussi faible indice, le cuir gonflé par l'humidité ne présentera plus trace d'impression dans maintes circonstances, et les souliers peuvent disparaître. Témoin cet autre fait :

Quand nous eûmes repris possession du village de Villetaneuse, près Saint-Denis, au 28 septembre, nous découvrîmes dans un jardin trois corps, deux Prussiens et un soldat français, enterrés d'une façon tout à fait dérisoire : on voyait passer à travers une couche de terre insignifiante des débris de vêtements. Nous les fîmes exhumer et enfouir plus profondément, mais il nous fût impossible de trouver sur le Français le moindre indice qui pût nous donner son nom. On pourra encore nous objecter que le sac contient des effets et un livret et que ces pièces à conviction sont bien suffisantes. Malheureusement les rôdeurs qui suivent les armées, quelles qu'elles soient, et que la plus grande sévérité de la part du commandement ne parvient à éloigner qu'en partie, ces rôdeurs, disons-nous, pillent les sacs, volent les vêtements et ont bien soin de déchirer les livrets qui deviendraient pour eux autant d'accusateurs. Les soldats eux-mêmes souvent changent leurs vêtements en campagne, soit à cause du froid, soit qu'ils soient trop usés : ainsi M. le médecin-major Morache nous rapporte que lors de l'expédition de 1859 sur la frontière du Maroc, quand le choléra sévissait avec beaucoup d'intensité, les mourants sous les tentes prenaient pour se réchauffer les vêtements des morts, de sorte que le matin, en entrant sous les abris, on trouvait des cadavres complètement dépouillés de leurs effets, d'autres au contraire étaient couverts de deux ou trois capotes. Il était impossible alors de bien constater l'identité des morts.

Ajoutons à ces moyens défectueux que c'est presque toujours au vainqueur que revient le soin d'enterrer les morts et de constater leur identité. Or il ne le fait pas ou le fait d'une façon très-incomplète, s'il lui faut enlever les vêtements afin de vérifier un numéro souvent souillé de sang et par conséquent illisible. Quant à l'enterrement des cadavres, le vainqueur y est plus interressé que le vaincu, surtout s'il doit séjourner quelque temps à l'endroit où il a combattu ; aussi devra-t-il apporter tous ses soins à ce que les morts soient enterrés selon toutes les règles de l'hygiène, s'il veut pratiquer l'enfouissement, ou brûlés à une certaine distance des troupes auxquelles il est inutile de donner ce spectacle. Trop souvent, en effet, les corvées chargées de l'enfouissement y apportent une négligence coupable.

Pour ne citer qu'un fait qui s'est reproduit déjà bien souvent, nous rapporterons cette observation de M. le professeur L. Le Fort :

Attaché en qualité de médecin militaire à l'armée d'Italie, il voulut un jour, quelque temps après la bataille de Magenta, aller pêcher avec plusieurs personnes de sa connaissance. Obligé de traverser la plaine, il sentit tout à coup le terrain manquer sous ses pieds, et s'aperçut qu'on avait comblé un fossé avec des cadavres; la couche de terre insuffisante avait cédé sous l'influence des pluies, et il marchait sur des cadavres en putréfaction. Ce qui prouve que les travaux d'enfouissement doivent être surveillés de très-près.

Mais, bien que l'enlèvement des cadavres demande à être mené très-rapidement pour les dérober à la vue des combattants, il serait néanmoins très-facile de constater leur identité, et nous allons indiquer le moyen que nous croyons convenable. M. le professeur Le Fort, dans son livre intitulé *Chirurgie militaire*, nous donne le modèle de différentes cartes d'itentité :

« Pendant la guerre de la sécession, dit-il, chaque soldat de l'armée des Etats-Unis portait au cou une carte en parchemin dont je reproduis ici le modèle :

Recto.	**Verso.**
Carte d'identité. — Je suis Cie. Régt. *Brig. Divis. Corps.* Dieu a tant aimé le monde qu'il lui a donné son fils unique, afin que celui qui croît en lui ne périsse pas et possède la vie éternelle.	Adressez mon Suspendre cette carte au cou au moyen d'un cordon au-dessus de la chemise. Pendant le combat, la mettre sous la chemise.

Dans l'armée prussienne, la carte est remplacée par un petit carré de fer-blanc, portant le numéro du régiment, le numéro de la compagnie et le numéro matricule, le tout en abrégé et de la façon suivante :

3. Rh. I. .R. 29

1. C

100.

Plaque d'identité de l'armée prussienne.

Quelques colonels des régiments de ligne qui combattaient sous les murs de Paris, pendant la guerre de Prusse, avaient fait coudre sur la doublure des capotes de leurs soldats un petit morceau de toile, sur lequel étaient écrits les numéros du régiment, du bataillon et de la compagnie. Nous en avons pris deux sur les cadavres des deux soldats du 118me dont nous avons raconté plus haut l'ensevelissement. Voici le modèle :

118e Régiment de ligne.

—

Bataillon.	Compagnie.
N° matricule.	Nom et prénom.
Fils de	(dernier domicile).
Canton de	Département de

Cette mesure était excellente, et il aurait fallu, quoiqu'insuffisante, l'adopter pour toute l'armée française quand elle est entrée en campagne, le temps ne permettant pas de se procurer des plaques en métal. Je dis insuffisante : en effet les morceaux de toile que nous avons pu nous procurer tombaient en lambeaux; depuis un mois que les soldats étaient morts, il n'est pas étonnant que l'humidité ait presque effacé l'écriture qui les recouvrait. Néanmoins nous avons pu les lire.

Il serait préférable d'adopter une carte en fer-blanc analogue à celle des Prussiens, que chaque soldat recevrait à son arrivée au corps et qu'il porterait au cou sur sa chemise ; de cette façon on saurait en tout temps, en paix comme en guerre, si un homme porté disparu est réellement mort. Voici le modèle que nous proposerions :

Régiment de

—

BATAILLON. COMPAGNIE.

N° matricule Nom

Prénom Né à

Département de

Sur le champ de bataille, les puissances belligérantes pourraient facilement faire l'échange des cartes d'identité. Une trêve est presque toujours conclue après un combat, pour faire disparaître les morts ; il serait bien simple de conclure en même temps un arrangement entre les deux nations pour que les corvées chargées de cette besogne n'enterrassent aucun soldat, sans lui avoir enlevé sa carte d'identité. Remises toutes aux mains des autorités militaires des deux camps opposés, l'échange s'en ferait immédiatement, et il est certain qu'on n'aurait plus qu'un nombre excessivement restreint de gens sur le sort desquels on ne serait pas fixé.

CHAPITRE VI.

CONCLUSIONS

A. Si, dans notre second chapitre, nous avons longuement insisté sur les dangers de la putréfaction, c'est que nous ne saurions trop encourager les habitants à se mettre en garde contre eux-mêmes. Souvent l'incurie contrarie complètement l'hygiène, et nous pourrions citer nombre de localités où les animaux morts restent exposés à l'air et se putréfient lentement quand les bêtes sauvages ne viennent pas aider à les faire disparaître. Près des villes, ce sont souvent des carrières abandonnées qui servent de charniers aux animaux hors de service. Situées à une trop petite distance des habitations, elles exhalent au loin des émanations dangereuses provenant des restes livrés à la voracité des oiseaux de proie et des carnassiers. Dans les campagnes, on prend encore moins de précautions: l'animal est abattu dans le premier champ venu, souvent tout près du village, et une fois dépouillé, il est abandonné là où il est tombé. Les affections charbonneuses qui font de nombreuses victimes chaque année doivent leur fréquence à cette violation de toutes les lois de l'hygiène. C'est le devoir des municipalités de prendre des arrêtés en conséquence, et de les faire rigoureusement observer. Tout animal abattu devra être enfoui à la profondeur de 1^m,50 à 2 mètres; de fortes amendes seront infligées à celui qui contreviendra à cet article, soit en laissant le cadavre exposé à l'air, soit, ce qui arrive journellement, en le jetant dans la rivière. Il est en effet pitoyable de voir, au milieu d'une ville, la rivière charrier des cadavres d'animaux de toutes espèces qui sont une source d'infection pour l'eau, ou qui venant s'échouer sur un endroit mis à sec par les chaleurs de l'été, répandent une odeur insupportable.

Ce que nous disons des matières animales nous l'appliquons aux matières fécales. Il serait à désirer que chaque localité eût un dépotoir, ce qui n'existe malheureusement que dans les grandes villes. On fume les terres sans désinfecter les matières, c'est alors une source de foyers putrides ; le gibier lui-même abandonne la contrée dont les terres reçoivent cet engrais. Mais le champ de bataille est un foyer d'infection bien autrement considérable. Tout le monde comprend que le danger est en raison directe du nombre des cadavres. Sans parler de la manière la plus hygiénique de les faire disparaître, nous nous bornons à conseiller aux habitants de se mettre tous à l'œuvre, et de prêter le concours le plus actif à l'autorité militaire. Ils devront désinfecter toutes les maisons avoisinant le lieu du combat ; les planchers, les escaliers seront lavés plusieurs fois avec une solution de 500 grammes d'acide phénique pour 50 litres d'eau. Ils devront faire gratter les murailles tant à l'extérieur qu'à l'intérieur, puis les faire blanchir à la chaux. Pendant quelques mois, il ne faudra pas faire usage des eaux de la rivière voisine du champ de bataille. En effet, des cadavres y séjournent probablement. Tout d'abord on explorera le lit du fleuve, afin de les en retirer ; mais il est constaté qu'au moment de l'extraction les corps en putréfaction abandonnent au courant une partie notable de leur subtance qui se détache sous forme de grumeaux ; la corruption du fleuve, par le mélange de ces matières, peut offrir, particulièrement pendant les chaleurs, des dangers contre lesquels la prudence conseille de protéger les populations, en leur recommandant de s'abstenir de ces eaux, et même d'y pêcher pendant quelques mois. Elles devront se contenter de l'eau des citernes et des puits. Si le soldat est obligé de stationner quelque temps sur le champ de bataille, ou autour d'une place forte, le commandement devra prendre les mêmes précautions. Les tentes seront arrosées avec la solution phéniquée, ou bien on répandra sur la terre du chlorure de chaux, pendant la journée, quand le soldat n'y repose pas, et après avoir eu soin de bien aérer la tente, à cause des vapeurs irritantes de chlore.

B. Dans notre Historique nous avons eu pour but de prouver que la crémation, qui, en général, froisse nos mœurs, est de date très-ancienne, qu'elle était, chez plusieurs peuples, réservée aux hommes illustres, et nous avons cité des nations qui, de nos jours, brûlent les corps de leurs principaux chefs.

Les premiers chrétiens, avons-nous dit, ont employé la crémation ; chez nous elle est abandonnée parce que les coutumes s'y opposent. Mais l'hygiène ne doit pas être l'esclave de la mode, les règles en sont fixes et ne sont point soumises à une question d'habitude qu'on doit changer, si elle est mauvaise.

Du reste, qu'on enterre les personnes qui meurent en temps ordinaire, rien de mieux, nous ne voulons pas attaquer de front les croyances et les usages de notre époque; mais le nombre considérable des morts sur un champ de bataille, la négligence qu'on apporte à leur enfouissement, sont des causes de dangers beaucoup trop sérieux, pour que nous hésitions à demander qu'on les fasse disparaître d'une façon radicale. On ne doit pas s'arrêter devant des conditions purement philosophiques, mais anéantir le plus vite possible les funestes résultats de la guerre.

C. Dans le chapitre IV, nous passons en revue les principaux désinfectants, et parmi eux, nous préférons l'acide phénique pour désinfecter l'intérieur des tentes et des habitations. De nombreuses et savantes expériences que nous avons citées nous permettent d'accorder une entière confiance à cet agent de désinfection.

Nous arrivons ensuite aux différents procédés employés pendant cette guerre pour assainir les champs de bataille. Certainement les Prussiens ont montré un grand sens pratique autour de Metz. Ils ont parfaitement désinfecté les environs de cette ville, et avec la ténacité qui caractérise leur race, ils n'ont pas reculé devant une lourde tâche qu'ils ont accomplie, du reste, avec une extrême lenteur. Nous ajouterons, pour être vrai, qu'ils y étaient les premiers intéressés, ce qui explique le soin extrême qu'ils y ont apporté.

Le chlorure de chaux, les *tumuli* sont d'excellents moyens à employer sur des tombes isolées, mais trop peu sûrs et d'une exécution trop longue sur des masses de cadavres.

M. Créteur a opéré beaucoup plus vite à Sedan, et d'une façon bien plus certaine, en se servant de la crémation par le goudron et le pétrole.

Nous aurions le choix entre les hauts fourneaux qu'on pourrait établir sur le champ de bataille et ce mode de procédé. Si on emploie les hauts fourneaux analogues à ceux dont les Prussiens se sont servis à Montfaucon en 1814 et dont nous avons parlé, il faudra nécessairement charger les cadavres sur le foyer à mesure que l'affaissement se produira. Cette besogne excessivement pénible répugnera aux soldats commandés de corvée pour cette lugubre opération ; tandis qu'en creusant des fosses, et en versant sur les cadavres qu'on y a placés du goudron et du pétrole, on n'aura plus à surveiller le foyer une fois que le feu y sera mis. Le spectacle de la combustion sera dissimulé derrière un rideau d'épaisse fumée.

Nous concluons en ce sens :

1° La fumée purifiera l'air vicié par les produits de la combustion de la poudre, et sauvegardera ainsi la santé des blessés dans les ambulances, et des soldats bivouaquant sur le lieu même du combat.

2° On empêchera ainsi la formation d'immenses charniers, que le cultivateur découvre à chaque instant en labourant la terre.

3° Les maraudeurs ne pourront plus violer les tombeaux des victimes.

4° L'Etat y aura aussi un grand avantage, puisque M. Créteur nous affirme que d'après ses calculs, le goudron nécessaire pour chaque homme ne coûterait pas plus de 15 centimes. Ce chiffre nous semble, néanmoins un peu trop faible.

5° Enfin les habitants déjà bien éprouvés par la guerre, à moitié ruinés, ne seront plus privés de leurs terres par l'érection des *tumuli*, et pourront en reprendre la possession complète au bout d'une année.

Nous n'avons pas voulu faire un chapitre spécial sur les ambulances ; cette intéressante question a été traitée d'une manière complète dans plusieurs ouvrages, entre autres ceux de MM. les Drs Le Fort et Sarazin (1); nous dirons seulement qu'il est de toute nécessité de les placer le plus loin possible du champ de bataille. Je ne parle pas de celles dites de première ligne, qu'on établit où la nature du terrain le permet, à la suite des régiments. Les blessés reçoivent les premiers soins dans ces ambulances où on ne pratique que très-peu de grandes opérations.

L'air est, avons-nous dit, plus ou moins vicié après une bataille. Si l'on songe, en effet, à la quantité de gaz produits par la combustion de la poudre, on conviendra que cette production doit souvent réagir sur les suites d'une opération chirurgicale. Il est démontré que le nombre d'hommes qui meurent des suites d'amputations faites sur les lieux du combat est plus considérable que celui d'individus opérés aux ambulances éloignées des champs de bataille.

Quels que soient d'ailleurs les inconvénients du transport des blessés à des ambulances éloignées, ils sont dans tous les cas infiniment moins graves que ceux qui résultent des opérations faites sur place.

Les blessures les moins graves peuvent devenir extrêmement dangereuses, si on laisse les soldats se coucher plusieurs jours sur les lieux où ils ont été atteints. En effet, outre la viciation de l'air par la poudre, nous avons la grande concentration des troupes au même endroit, et les emanations cadavériques qui commencent à se répandre. Ces raisons nous paraissent assez sérieuses pour conseiller d'évacuer au plus tôt les blessés sur des hôpitaux en dehors du cercle d'air infecté.

(1) Sarazin, Des ambulances en temps de guerre (Congrès médical de Lyon, 1872).

Il existe aussi une question d'intérêt principal et qui est liée à celle des blessés.

Souvent quand un homme tombe sur le champ de bataille, 8 ou 10 de ses camarades se précipitent pour le relever, et privent ainsi la compagnie d'un certain nombre de combattants.

Il nous paraîtrait plus simple de désigner dans chaque compagnie 6 hommes, qui seulement au moment de l'action déposeraient leurs sacs et leurs fusils dans une des voitures régimentaires, en échange d'un brancard pour deux. Seuls ils devraient relever les bléssés et les transporter à l'ambulance de première ligne. On objectera qu'un régiment de ligne, ayant 24 compagnies, se trouvera ainsi privé de 144 combattants? Nous répondrons qu'on peut employer les musiciens répartis dans les compagnies au moment du combat, et compléter le nombre 144 par des soldats que les commandants de compagnies, sur l'avis du médecin du régiment, désigneront comme étant moins aptes que les autres à porter les armes.

Les Prussiens ont une compagnie d'ambulanciers par régiment, très-bien organisée et fonctionnant avec rapidité.

Nous avons été à même de voir qu'à mesure qu'ils sont touchés, les morts comme les blessés sont immédiatement enlevés, ce qui empêche le soldat peu aguerri d'apercevoir, pendant qu'il se bat, des cadavres étendus à côté de lui, et d'entendre les cris des blessés. Il n'a pas cette pénible impression qui peut amollir son courage.

D. Nous n'avons rien à ajouter à nos conclusions sur la carte d'identité qui fait l'objet de notre chapitre V, nous regardons comme indispensable d'adopter une mesure dont les autres puissances apprécient les bons résultats.

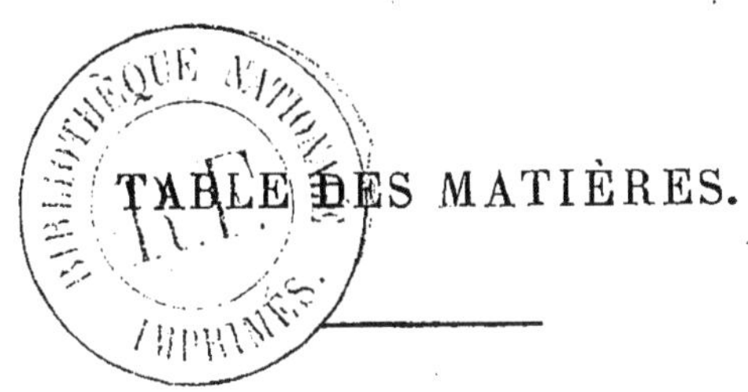

TABLE DES MATIÈRES.

Paris. A. PARENT, imprimeur de la Faculté de Médecine, rue Mr-le-Prince. 31.

www.ingramcontent.com/pod-product-compliance
Ingram Content Group UK Ltd.
Pitfield, Milton Keynes, MK11 3LW, UK
UKHW020340250726
13967UKWH00005B/2029